原水文化——

您的健康·原水把關

專為亞洲人設計的生酮食譜，
終結飢餓卻瘦不了的惡性循環，打造隨時燃脂的易瘦體質

生酮南洋味
KETO EAST

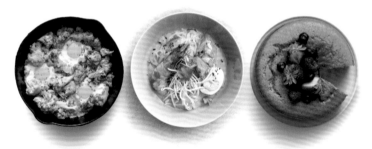

生酮飲食實踐成功者	醫學博士&生酮飲食研究推廣者
凱莉·陳·彼得森	**丹·彼得森**
Kelly Tan Peterson	Dr. Dan Peterson, MD 〔合著〕

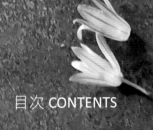

目次 CONTENTS

Part 1 /
因愛而起的旅程

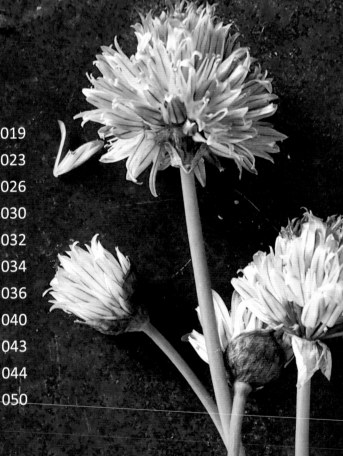

Part 2 /
丹醫生談生酮：破除你對生酮飲食的疑慮

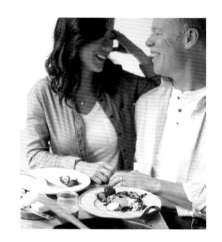

Part 3 /
生酮南洋味廚房

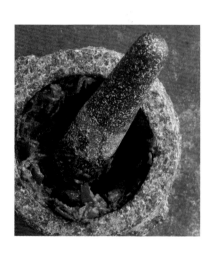

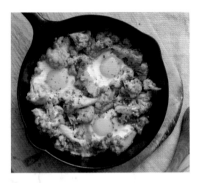

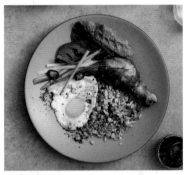

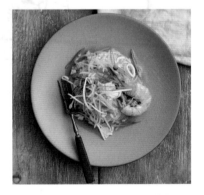

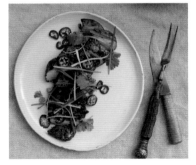

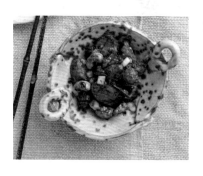

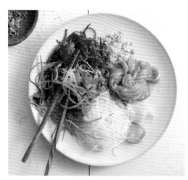

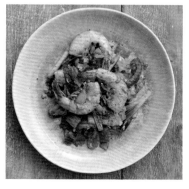

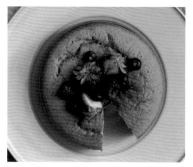

回歸原型食物是生酮的第一步

　　對於有三高及新陳代謝症候群的朋友來說，減重後各個生化數據以及睡眠呼吸中止障礙等，都會大幅改善。減重方法百百種，就像選妃一樣，環肥燕瘦各有所愛，前些年，低醣的風潮讓眾人趨之若鶩，而近幾年飲食的風潮，則由低醣走到了生酮。

　　不可否認的，實踐生酮飲食在減重上的確有一定的成效。生酮飲食我最推薦的第一步，就是去掉所有的加工品，以天然原型食物為基礎，從三大類營養素做調整。何謂加工品？舉例來說，現在一般人常吃的米粉、粉圓並不是原型食物，多數添加了修飾澱粉以大幅增加製程的方便性與成品的口感，會影響血糖的穩定性，而這樣的製程是否會更進一步影響體內發炎反應？是很值得關注的。再舉大家較熟知的甜食、蛋糕、餅乾為例，它們雖然好吃但是營養素維他命、礦物質、植化素卻不高，只有熱量，稱為精緻澱粉，進入體內反而要消耗大量的維生素 B 群，更容易增加身體代謝負擔。

　　生酮飲食第一時間減少了這些精緻澱粉，要大家回歸到吃原型食物，品嘗食物原貌，光是這一步我想就已經是讓很多人無法進入的門檻。但針對一些發炎的狀況，例如有自體免疫問題、新陳代謝症候群、C- 反應蛋白（CRP）與高敏感性 C- 反應蛋白（hs-CRP）有異常的朋友，都建議只要開始捨棄精緻澱粉，就能改善這些問題。傾聽身體的五感，觀照身體的反應，是我們在匆忙的社會中要有的練習，唯有如此才能改善健康數據。

　　另外，生酮飲食中的蛋白質，無論是魚肉豆蛋類，其實都是要適量的，否則也會轉換為醣類。生酮飲食時所攝取的醣類是以蔬菜中天然的醣類為基

礎，因此建議一日要有 400 公克的蔬菜，約大同電鍋米杯的四杯煮熟的量，能提供 20 公克的糖分，供應人體最低需求。

考量生酮飲食不吃水果會減少維他命 C 的攝取，因此，建議每日要攝取部分生菜，以利攝取到蔬菜中的維他命 C，或是青菜中以富含維他命 C 的苦瓜、青椒、彩椒、青花菜、豆芽菜等做搭配。

書中有指出，在生酮飲食中可依照個人體重去計算三大類營養素（醣類、蛋白質、油脂）的攝取量，初步可以先以醣類 20 到 50 公克去做計算，依照食譜中列出醣質量來選菜色，較好實踐。在油脂方面，因為必須大幅增加攝取量，有些人一開始可能會有腸道不適應的現象，如腹脹、腹瀉、有噁心感等，建議可以逐步增量。

執行生酮時，不可否認也有一些副作用出現，如酮疹、抽筋等，推測可能是因為當胰島素水平降低，身體開始排泄累積的水分，同時把某些營養（鎂、鉀等）排出，導致電解質不平衡有關，也有些執行者遇到瓶頸時，會想要轉成低醣飲食。因此建議，若是執行過程中已經有感覺到生酮的好處，但遇到一些門檻，應找對生酮有深入了解的醫生、營養師諮詢討論，找出問題點以達到自身需要的滿足狀態，並採用適合與符合自己生活型態的食材，才能永久從生酮中獲益。

——李婉萍

榮新診所營養師

〔專文推薦 2〕

美食藝術家的生酮魔法

這是一本充滿愛與溫度的食譜。

初次見到 Kelly，她給我的印象是一個身材纖細、漂亮有氣質的女性，而在她的書中，Kelly 帶給我們的不只各種美味好看的菜餚，她的文字敘述更是充滿了愛與溫度，從孩提時代對食物的記憶，和家人圍著桌子享受美食的時光，到與她先生相識的過程，學習生酮飲食的各種知識，你可以感受到，這不僅僅是一位美麗的女性，還是一個充滿熱情、懂得生活品味的美食藝術家，任何菜餚在她的創意與巧思下，都能夠用生酮的方式，重新展現。

Kelly 在書裡分享了常見亞洲醬料的做法，早餐與蛋的作法，還有各種肉類海鮮的南洋菜餚，生酮點心和糕點。食譜中用了大量的香草和香料，並使用新鮮原型食材，最有趣的是，南洋主菜中常見的麵與米飯，也能夠用生酮的方式，重新呈現炒飯炒麵的樣貌，讓我們在享受美食的同時也不會影響血糖。

除了食譜，書中也有 Dr. Dan 專業的生酮知識，生酮了 14 年的 Dr. Dan 體重和健康狀態都保持著和 25 歲一樣！這麼專業的食譜和生酮飲食建議，不論是初入生酮世界的你，或已經是生酮老手，都是必讀的一本好書；此外，書中所拍攝的各種菜餚照片，也值得熱愛美食的品味家收藏喔！

—— **陳嬿羽** 酮好管理員、**撒景賢** 酮好創辦人
共同推薦

008

〔專文推薦 3〕

充滿愛的生酮食譜

這本好書一部分是回憶錄，一部分是食譜，一部分是有著科學背景的低碳飲食建議。在這本書中，凱莉·陳·彼得森詳細講述了她走向生酮生活的個人健康之路。

經過她的丈夫丹博士循循善誘，她走上了這條路。丹博士掌握著醫學專業知識，在本書中論述了採用生酮飲食的基本原因。書中還有凱莉在新加坡度過童年的種種美好回憶。凱莉懷念著過去一家人圍著火爐跟奶奶一起吃飯，滿滿的都是愛，因此以自己在亞洲成長過程中的高碳傳統食譜轉化成生酮食譜，依舊保留著傳統食譜的原有風味。

幸運的是，對於我們這些喜歡亞洲菜肴的人來說，這些食譜能讓我們毫無內疚感地盡享所有的美食。你將學會如何調配出富有濃郁亞洲風味的生酮版經典醬料，進而烹煮出傳統料理包括豬肉、牛肉、雞鴨、魚類、海鮮和雞蛋菜肴甚至甜點。當然還有蒟蒻麵（魔芋絲）和魔芋大米，比起以往的主食你可能會更喜歡它們。

每一個食譜和每一件趣事，都展露出凱莉那有趣及充滿活力的性格。頁面上的精美圖片是亞洲菜肴和風景的旅行記錄，讓你想拿個鍋，忙著做起低碳菜肴來！

──邁克爾·丹·易迪思與瑪麗·丹·易迪思博士夫婦
（Drs. Michael and Mary Dan Eades）
紐約時報暢銷書《蛋白質的力量（Protein Power）》作者

美食、幸福與健康

　　凱莉就像陽光一樣燦爛，魅力四射。當你看到她的時候，總是會被她的笑容和那開心的笑聲感染。

　　凱莉對生酮的熱情非常鼓舞人心。我們因此快速地邀集了紐約美食攝影師、美食造型師和道具造型師，在布魯克林市威廉堡中心的 DSNYC 試驗廚房裡拍攝凱莉的《生酮南洋味》這本書。當我爬上這個戰前倉庫樓梯間，來到了商業化的廚房 / 攝影棚，我們不知道接下來的一周會有什麼事情發生。可是我們知道我們有一位熱情的主廚，凱莉，而她也的確為接下來的漫長日子帶來了歡樂以及興奮的體驗。

　　我們也見證了一位熟練且經驗豐富的自學廚師。凱莉充滿信心、果斷地準備著一道道的菜肴，提供攝影師拍攝特寫。她的喜悅注入了每道菜，這顯然是凱莉每一道菜肴的基本配料。在我們享受著凱莉最愛的生酮菜肴時，我們隨著凱莉回到了她在新加坡珍愛的童年時光。那個星期，我們嘗到了美食，也嘗到了幸福的味道。

　　說實話，我們有一點懷疑，生酮的亞洲菜肴沒有了一貫的米飯、麵食、糖及澱粉，還會一樣美味且令人滿意嗎？但生命中最美好的部分常出現在意想不到的驚喜和喜悅中。凱莉在整個拍攝過程中展現出了美味的生酮菜肴以及真正的滿足感。我們希望你可以感受到凱莉注入在每一個食譜及故事裡的正面和健康能量，並且品嘗到愛的味道。

　　既然亞洲菜肴通過了生酮測試，我們就問凱莉，有什麼菜肴是不能用生酮方式做出來的？她的眼睛裡閃爍著笑意，回答說：「儘管出題目考我吧！」

—— **Kiffer Brown**
本書原文版美術指導

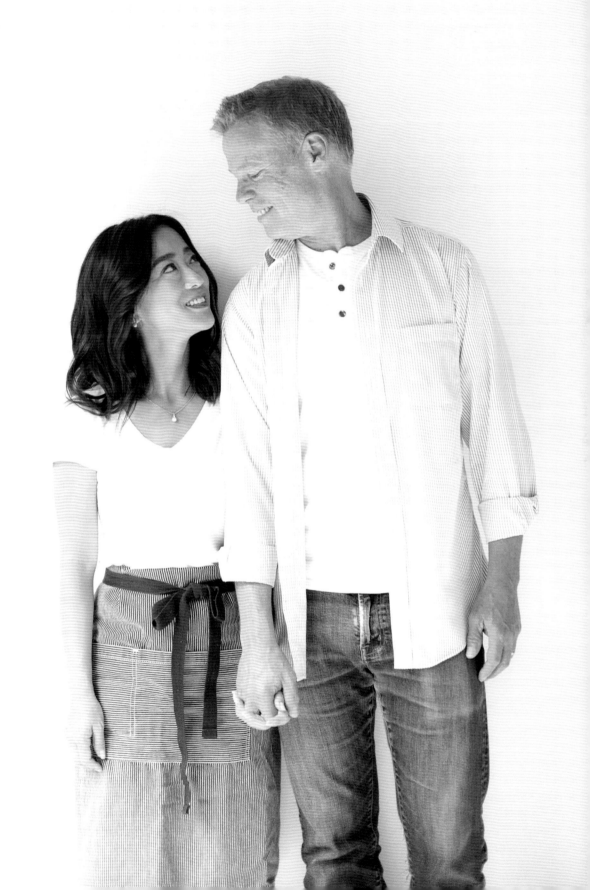

「像我們許多人一樣領悟到低碳對健康的復原力和幸福感，凱莉・陳・彼得森開始把挽救生命的使命還有知識帶給其他人。這本《生酮南洋味》講述了她如何同時找到愛和健康的精彩故事。書中充滿著美味的食譜，向讀者展示怎樣在低碳健康生活中獲得真正美好的烹飪體驗。我讚賞凱莉的貢獻，把這個低碳的概念帶到亞洲，而這是必須的。」

——傑・華特曼博士（**Dr Jay Wortman**）
加拿大醫生及研究員、《我的節食減肥秀（**My Big Fat Diet**）》主角

「亞洲菜肴經常放了很多的澱粉和糖，因此堅持低碳飲食很困難。凱莉・陳・彼得森這本優秀的書會教你如何不使用澱粉和糖，簡單做出美味又健康的菜肴。強烈推薦！」

——醫學博士傑森・馮（**Dr Jason Fung, MD**）
加拿大腎病學家、間歇性斷食與低碳高脂領域世界一級專家、
《肥胖大解密（**The Obesity Code**）》作者

「凱莉・陳・彼得森描述了她從低脂到低碳的歷程，相信會引起很多人的共鳴。《生酮南洋味》這本書中的食譜吃起來美味，做起來也容易。這美味又簡單的食譜將會被那些跟隨或嚮往生酮飲食習慣的人所讚賞。」

——弗蘭西斯卡・斯普里茲勒（**Franziska Spritzler**）
營養學家兼 LowCarbDietitian.com 網站創始人

「太棒了！這本書是亞洲低碳食譜的寶庫，也是一本必買的書！眾所周知，糖尿病在亞洲與日俱增，在西方已經如瘟疫般蔓延。凱莉・陳・彼得森在這本書中分享了美味精緻的食物，能夠讓你遠離糖尿病以及高血糖所帶來的併發症。這本書打開了通往最理想健康狀態的大門。」

——營養師迪克曼博士（Dr. R.D. Dikeman）
Facebook I 型糖尿病互助小組 TypeOneGrits 創始人

「凱莉・陳・彼得森帶來了令人驚歎又獨特的食譜，將亞洲經典菜肴變成最愛的生酮食物。如果你想在生活中增添新鮮的生酮食譜，我強烈的推薦將這本食譜列入你的珍藏清單裡。」

——瑪利亞・艾默里奇（Maria Emmerich）
健康專家、全球暢銷書《簡便快捷生酮烹飪
（Quick & Easy Ketogenic Cooking）》作者

「食物，曾經是凱莉最大的快樂來源之一，後來卻成為她多年來的痛苦及挫折。透過對生酮的了解，凱莉又找回了對食物的愛！《生酮南洋味》含有大量的資訊和妙招，既能讓人享受美味奢華的食物，同時又能透過這個健康飲食方式，擁有飽滿的精力且容光煥發。」

——裴蒂・巴尼斯・巴克爾（Judy Barnes Baker）
Carbwarscookbook.com 網站創始人、《滋養生命（Nourished）》一書作者

生酮是更好的生活方式

人的一生當中會有幾件事對你的生活方式產生深遠的影響。對我來說，遇見我的丈夫在很多方面，都對我造成了很大的改變，透過他體驗生酮的生活方式是精彩的，那是額外的好處。丹告訴我為什麼要過生酮生活，於是我就開始探索如何享受生酮生活。這就是我們共同的生活方式。

生酮為我的世界打開了新的大門，讓我吃到我認為我永遠不會吃到或享受到的口味、口感和美食。享受美食的同時，我的身體很快就達到了理想體重，恢復健康，多年來還一直保持著。生酮在我身上激起了我認為在年少時就已經消失的朝氣。

生酮開啟了我創造與分享美食的精神給我的家人和我在世界各地成立的低碳社團。我發現，沒有一個菜肴是不可以用生酮方式重新構想的。燒烤、義大利菜、希臘菜、法國菜、中東菜和南方菜。只需要一個有創意及開放的精神。

生酮打開了我的心扉，讓我每天都記得及感激我對食物那份極為美好的愛。

我看到現今社會很多人都在為體重、身型、健康努力奮鬥中。我可以理解。我持續與食物搏鬥了將近 20 年，幾乎摧毀了我的健康。我很急切的想根據我過去 10 年的研究和學習成果，跟你分享更好的方式，一個為飲食帶來歡樂，而不是羞恥的方式。

生酮飲食不是一種時尚，也不是短暫的行為。它是一種生活方式。一旦你開始了，回報就會以各種方式出現，你會迷上它的。你會有無窮無盡的體力，每餐都感覺心滿意足，就像你在鏡子裡看到的一樣，以及最重要的就是，健康。

食物就是愛。我想讓你在每一天、每一餐、每一口美食中都重新發現這種愛，品嘗這種愛，感受這種愛，分享這種愛。

——凱莉・陳・彼得森

〔作者序 2〕
脂肪勝過碳水化合物

　　我們會習慣性地認為，每餐都需要碳水化合物作為主食才算完整。牛排配馬鈴薯、雞蛋配麵包、金槍魚配全麥麵包、魚肉配大米、義大利麵條配肉丸子，這種想法已經根深蒂固了。我必須改變對碳水化合物的依賴，一旦改變之後，我就不願再回到過去了。

　　每天能夠愉快的享受美味可口的脂肪還可以得到健康，這使我決定繼續生酮飲食。在我 40 歲時，我注意到了我的新陳代謝和身體的變化。我的體重增加了，高密度脂蛋白膽固醇與低密度脂蛋白膽固醇的比率也不理想，同時也感覺沒有像年輕時的活力。我把注意力轉移到更加努力的、更長時間的鍛煉身體，但我跑得越多，自行車騎得越多，我就越飢餓。因此我就吃更低脂的食品，同時拒絕所有的脂肪。但這是無法持續的，因為我一直在想著食物，不但體重沒有下降，還整天無精打采。

　　我的醫學思維引導著我轉換思路來改變我周遭的事物。當我第一次發現了生酮飲食方式，我持懷疑態度。吃脂肪怎麼可能減肥呢？但低碳高脂飲食方面的資訊讀得越多，我就越喜歡它的科學道理。這個燃燒脂肪的理論看似有道理，可是我並不曉得它在我身上是否可行。我認為值得去做實驗證明一下。如今生酮 14 年之後，我一直都保持著理想的體重狀態，血脂水準、健康狀態和精力情況都保持著跟 25 歲一樣的體魄。

　　還有，我吃得像國王一樣有福氣。謝謝妳，凱莉！

——丹‧彼得森醫生

Dan E. Peterson

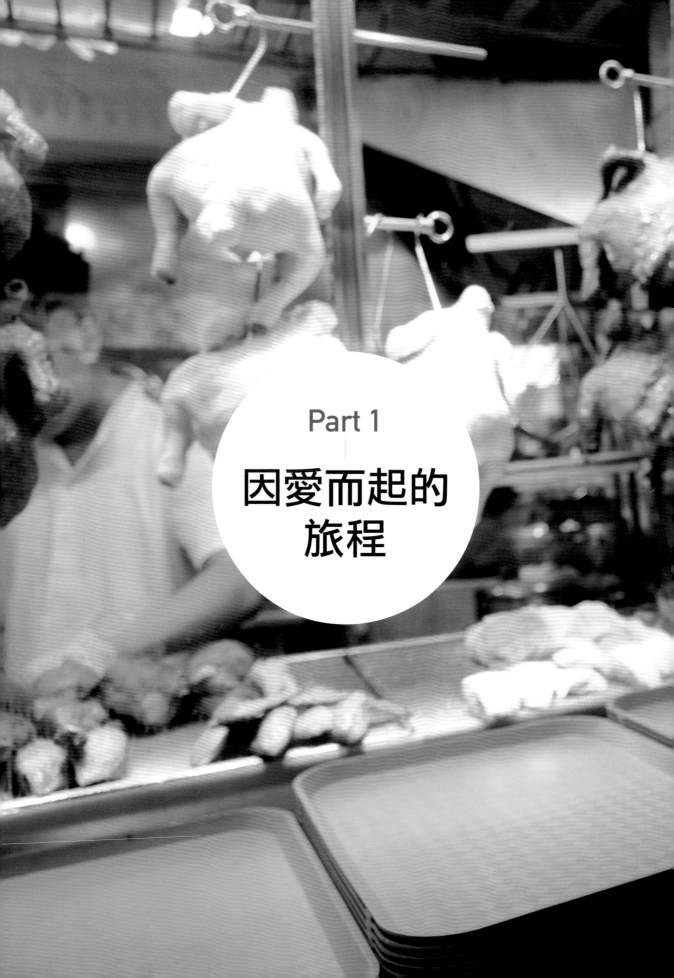

Part 1

因愛而起的
旅程

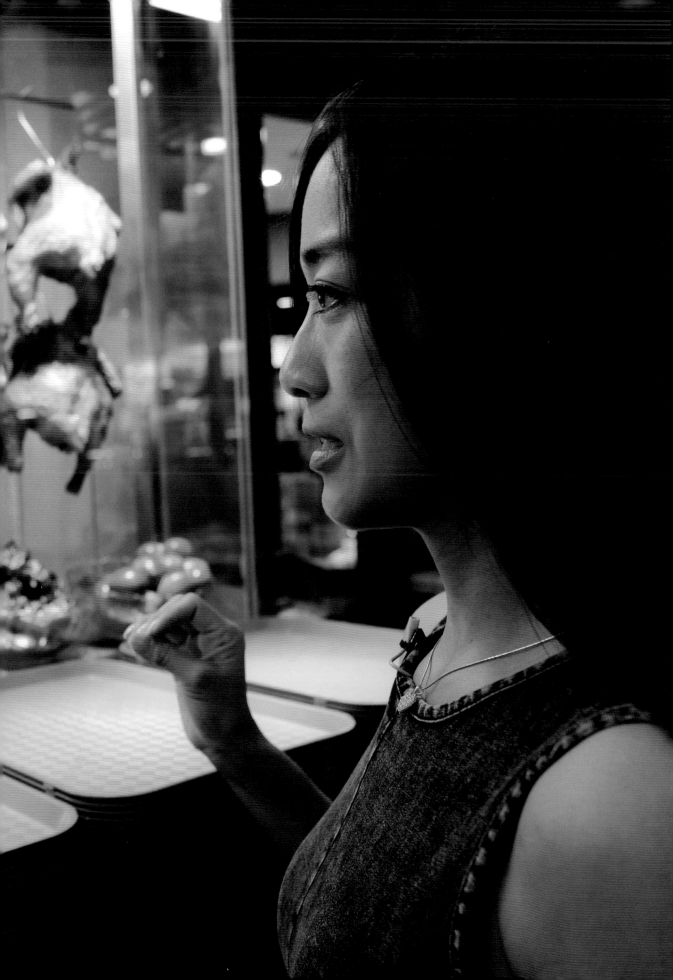

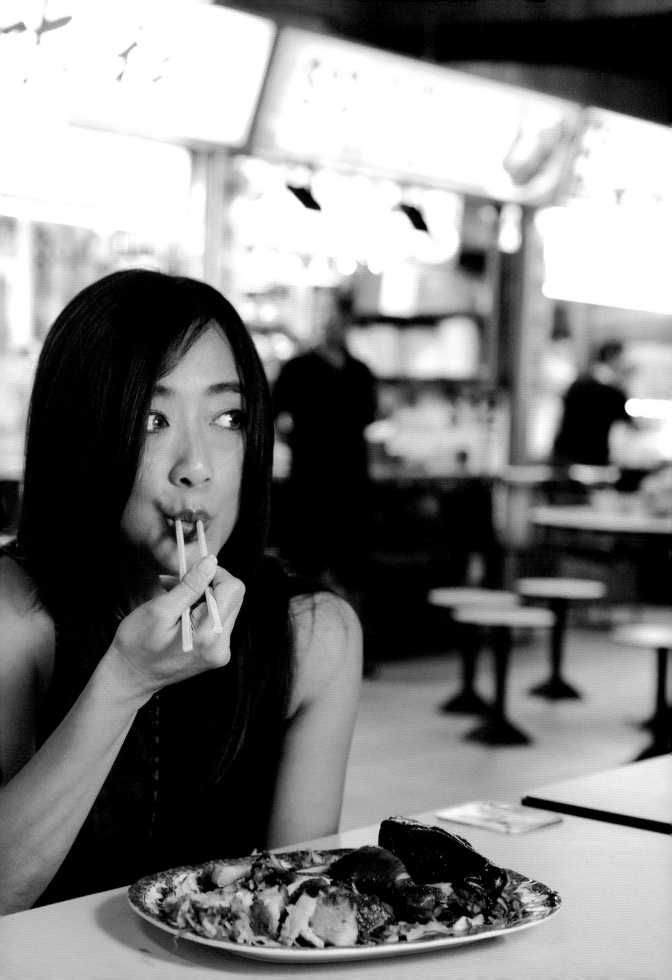

旅程開始

食物就是愛。

在我的成長過程中，父母用實際行動讓我明白了這個道理。

小時候我家住在新加坡，父親在一整天漫長辛苦的工作後，總是會從我們最喜歡的食物攤給我們帶回一大包福建炒蝦麵。做福建炒蝦麵需要先把福建蝦麵跟豬油和雞蛋一起煸炒，然後在特製的蝦和豬肉湯中燉煮，等燉得恰到好處時，福建炒蝦麵就可以起鍋了。麵條上通常還會有幾隻小蝦，幾片薄薄的魷魚片，還有一點香脆的豬油渣。實在是好吃極了！即使我們在一個小時前才剛吃飽母親做的飯，我和兄弟們還是會搶著把這一包麵吃光。

父親的快樂，就是看著我們盡情享受那包炒蝦麵。這就是他向我們表達愛的方式。

提供我們吃的、住的還有受教育，是父母的共同目標。我們都是幸運的孩子。

每天早上，母親會去麵包店裡買最新鮮的麵包。上學之前，我會吃塗著草莓果醬和人造奶油或撒著糖粉又或者花生醬的麵包，再喝上一杯熱巧克力牛奶，偶爾還會吃一顆雞蛋。

放學後，午飯通常是一碗稀飯配上少量的肉和蔬菜，或者是一碗麵條。我們最喜歡的晚餐是潮州蒸魚和炒蔬菜，再加上一碗米飯。當然，還有父親下班後，一定會給我們帶回來的福建炒蝦麵。

我的成長一直伴隨著對美食的熱愛。

我長大成人後，每次回到父母家，他們都會留我吃晚飯。父母會在天亮前就特地去一趟菜市場，買他們能找到最新鮮的魚或肉，然後花一整天做上一頓可口的飯菜。晚飯過後，父親會端來新鮮的水果。他們繼續用這個方式表達對我的愛，我也總是吃完他們為我做好的所有食物。

我喜歡吃。大吃一頓讓我感到無比開心。但是當我接近 30 歲時，吃卻成了我的噩夢。

有一天，好朋友關切地問我：「妳的肚子怎麼這麼大？妳最近好像胖了不少。妳是不是吃得太多了？」我驚呆了。我從來都沒注意過自己的體重。

我快步走進浴室，在鏡子前打量自己。我的肚子很大，手臂又粗又鬆弛，大腿很肥，大腿表面是凹凸不平的橘皮組織，我能看到我的後背被內衣勒出的贅肉。我看起來好醜！我才 26 歲，但是體重的增加卻讓我看起來像老了10 歲。我到底是如何胖這麼多的？我討厭鏡子裡的自己！

我決定尋求專業幫助。我參加了一個瘦身計畫，幫助自己減肥，我也聘請了一位私人教練為我進行健身指導。他們都給了我飲食計畫的建議，還每週幫我回顧計畫的完成情況。

這些專案都需要投入大量的時間和金錢，但是我仍然謹遵不悔。我開始做飲食日記，把我吃的全部食物都記錄下來。我的早餐主要是一小碗麥片粥和低脂牛奶，午飯是少量瘦肉配上蔬菜和米飯，晚飯是極少量的魚配上蔬菜和米飯。我兩餐之間不吃任何零食，不過在開始運動前會吃一根香蕉，運動期間和之後喝一杯能量飲料。

6 個月後，錢雖然花了一大筆，但是卻完全沒有任何效果。我唯一學到的就是，只要停止進食，體重就會跟著往下掉。

然後我就真的不再進食……

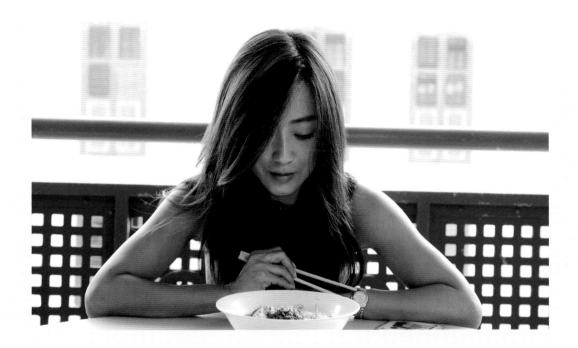

我決定每天只吃一頓飯。在這頓飯中也只吃非常少量的瘦肉或魚類，不吃脂肪，只配上蔬菜和米飯，或者吃一碗清湯麵條，有時我只吃麵包。我繼續堅持每週去健身房運動 3 次，我理所當然的認為，只要減少卡路里攝入量，增加消耗量，就能成功減肥。我的體重開始慢慢地減輕，但與此同時，我也變得悶悶不樂，飽受飢餓之苦。

由於一直缺少食物，我開始經歷飢餓帶來的嚴重胃痛，我只能靠制酸劑減輕這種疼痛，後來我乾脆隨身攜帶制酸劑。

最終，我減掉了 5 公斤，然後我就開始多吃一點東西，因為我真的很餓，缺少食物，而且營養不良。但我吃得越多，體重就增加得越快。無奈之下，我只能又回歸到我的飢餓模式中。

有一天，我在辦公室裡工作，飢餓感突然來襲，但我強制讓自己忽略這種飢餓感。突然，我的雙手開始顫抖，渾身都跟著搖晃。我感覺渾身發冷、噁心，然後開始出汗，我跌跌撞撞地來到冰箱前，一把抓住了一塊巧克力。我用顫抖的手努力撕開包裝紙，以最快速度一口吞下了整塊巧克力。

剛才的我究竟怎麼了？我不知道！但我知道的是，那樣的我是不健康的！我開始感到恐慌，恐懼瞬間來襲。我不想以我的健康為代價，但是我也不想讓體重增加。我知道我不應該一直這樣節食，但是我也知道，只要我進食，我就又會胖起來。這是一個雙輸的噩夢。

對於那麼多矛盾的節食和減肥法資訊，我感到困惑和絕望。

我遇見了丹醫生

　　丹‧彼得森發現在他的故鄉傑克遜（Jackson Hole），麋鹿比女人還要多。在這個小小的山城裡，能討個老婆，機率實在太小了，所以他離開了家，打算花 12 個月的時間環遊世界，去尋找他的完美伴侶。在離家出去探險之前，對於想要成為終生伴侶的那個人，他寫下了 25 項要求，他計畫把這些條件寫成一本書，書名要叫做《一個男人的追尋：為了他的理想伴侶搜索全球》。

　　他把所有東西收在儲藏室，出發到了新加坡。他這原本計畫長達一年的搜尋旅程才走到第 3 天，就遇到了我。他的寫書計畫並未開花結果，因為這段故事太短了。

　　我們第一次見面時，我問他靠什麼生活。他的回答是：「我無家可歸，沒有工作。」我揚起了眉毛。

　　他解釋道：「我是醫學博士，但不看病。我編寫醫療軟體來分析醫療資料。」

　　丹‧彼得森醫師在梅約醫學院獲得了醫學博士學位，在約翰霍普金斯大學預防醫學院接受過專業培訓。後面 4 年，他在非洲工作，在非洲，他加入了疾病控制與預防中心（CDC），首 2 年進行傳染病情報調查（EIS），後來 6 年他則擔任流行病專家。離開疾病控制與預防中心後，丹‧彼得森博士編寫應用軟體，幫助醫院追蹤和降低醫療造成的感染，並優化抗生素的使用。

　　在他空閒的時候，丹‧彼得森醫師會告訴我一些關於預防疾病的知識，包括怎麼飲食才能讓自己健康。當時我並不知道，他的知識對我有多麼大的影響。

我們第一次見面時，丹叫我訂一份點心一塊兒吃。我點了健康一點的番茄義式麵包。我們一邊吃東西，一邊交談，我發現他只吃麵包上面的番茄，而把吐司麵包放在一邊。我不明白原因何在。

第二次約會，我們在海邊吃海鮮大餐。我點了有名的新加坡辣椒蟹、一份蠔油小白菜和兩碗米飯。他說，「我們只要一碗米飯就夠了，再加一份豬肉。」我看著他將帶脂肪的豬肉都吃了。我開始想問，為什麼他不胖，實際上他很健壯，身材很好。我推測他要是繼續這樣吃東西，會很快就變胖的。我問他為什麼不吃麵包米飯。

他回答道：「我吃低碳水化合物。我喜歡吃所有美味的魚肉類、脂肪和蔬菜，讓我有飽足感及滿足感。」

他簡單地解釋了一下這個概念，碳水化合物實際上如何會轉化成人體裡的葡萄糖，從而引起血糖和胰島素增加，對新陳代謝造成負面影響。吸收的碳水化合物立即轉化成葡萄糖，然後轉化成脂肪，儲存起來，而在吃低碳的情況下吸收的脂肪會作為燃料消耗掉。

「但脂肪會讓你變胖的！」我反駁道。

他笑了笑，說道：「大多數人都是這麼想的，但實際上相反。」

「你是說，我可以吃脂肪和所有一直喜歡吃而不敢吃的東西嗎？比如油脂、乳酪、肥豬肉、蛋類、雞皮、堅果和奶油。我不會增加體重嗎？」我難以置信地問。

「是的。實際上，只要妳從吃的食物當中去掉碳水化合物和糖類，妳就會減輕體重。」他回答道。

我看了看桌子上美味的食物，差一點落淚了。「我們一起享用美食吧。」丹握著我的手說。他沒有再放手，我們不到一年就結婚了。

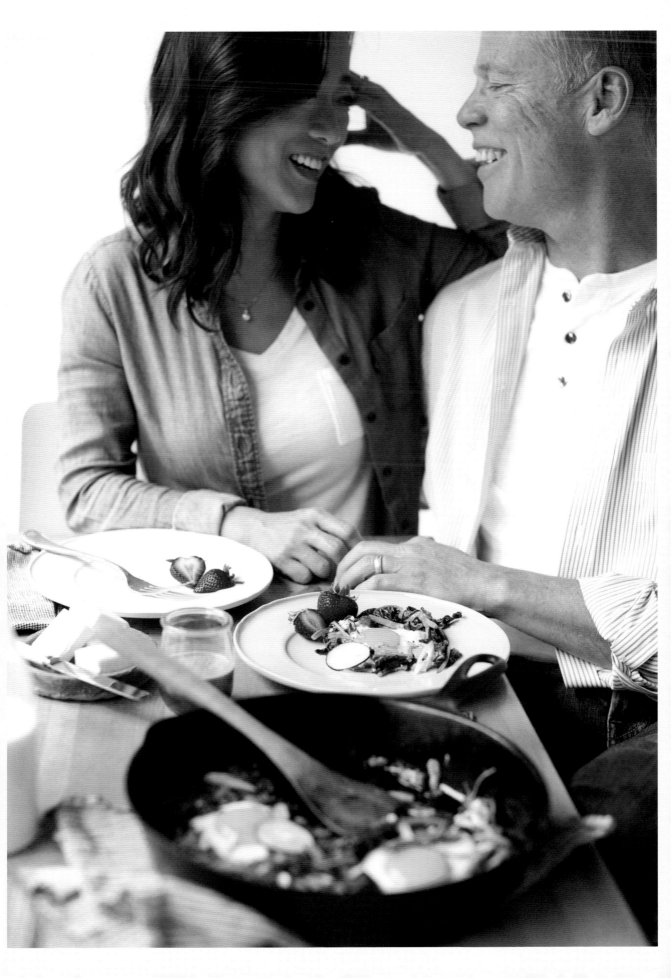

我如何開始生酮飲食

毫不誇張地說，那頓飯改變了我的人生。這麼長時間以來，我從來沒有吃得這麼好。實際上有 18 年了！能再次品嘗最喜歡的食物，是多麼地開心啊！再加上，我既能吃到所有這些美味的食物，又能減輕體重，還能恢復健康，我高興極了！我迫不及待地想嘗試，所以立即開始了低碳高脂飲食。畢竟，丹就是一個活生生的證明！

回到家之後，我盯著冰箱和食品儲藏櫃裡的食物：早餐穀物、麵包、果醬、曲奇、餅乾、能量棒、膳食補充劑、水果、美祿巧克力奶、麵粉、糖、麵條、大米、人造奶油、植物油、低脂奶和煉乳。我看了標籤，都有很高的碳水化合物和糖分含量。我把這一切都清掉了！

我又在自己的廚房裡備了蛋類、乳酪、多脂奶油、培根、鮮肉、新鮮蔬菜、橄欖油、椰子油、豬油、堅果和奶油。

後面幾個月內，我像女王一樣用餐。每一頓都吃好吃的，想吃多少就吃多少，直到吃得心滿意足。不再飢餓！不再感覺吃不飽！不再硬撐著去鍛煉身體！我沒吃任何藥物，就徹底治好了自己的慢性胃病！我就只是吃了自己喜歡的美食！

我睡得很好，體力充沛。6 個月之後，我就又減掉了 9 公斤，這是我花了將近 20 年的努力都無法減掉的！我還一直留著一條牛仔褲，只是為了提醒自己我曾經有多瘦，當時都 43 歲了，我還是能穿上大學時候穿的牛仔褲，直到如今！

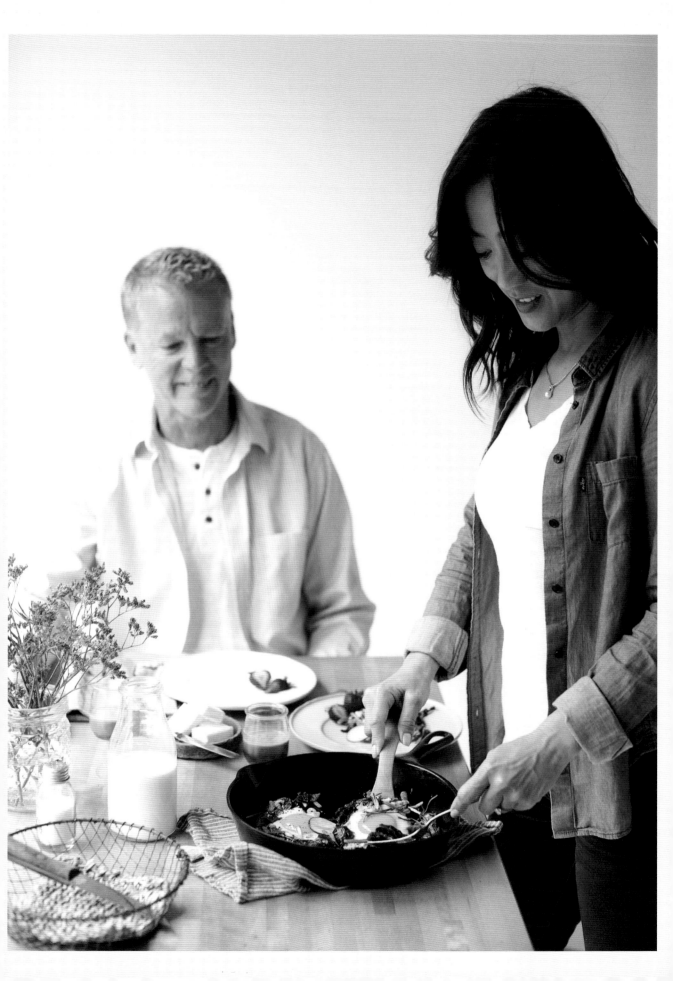

18 個月過去了，該是丹和我一起去體檢的時候了，體檢項目包括血液膽固醇數值。看到我們兩人的血脂報告時，我很高興。儘管丹和我在體型、性別、年齡和背景上完全不同，但我們的血脂膽固醇卻非常相同。我們兩人的高密度膽固醇（HDL）都接近於 100 mg/dl 或 2.5 mmol/l，我們的三酸甘油脂都在 44 mg/dl 或 0.49 mmol/l 左右，這是非常健康的膽固醇比例。高密度膽固醇含量高、三酸甘油脂含量低，表示心臟病發病率低。

　　我不僅學會了正確的健康飲食，還愛上每一口美味的菜肴，愛自己的丈夫，愛自己的身體，愛護自己。

　　再說一遍，**食物就是愛**！

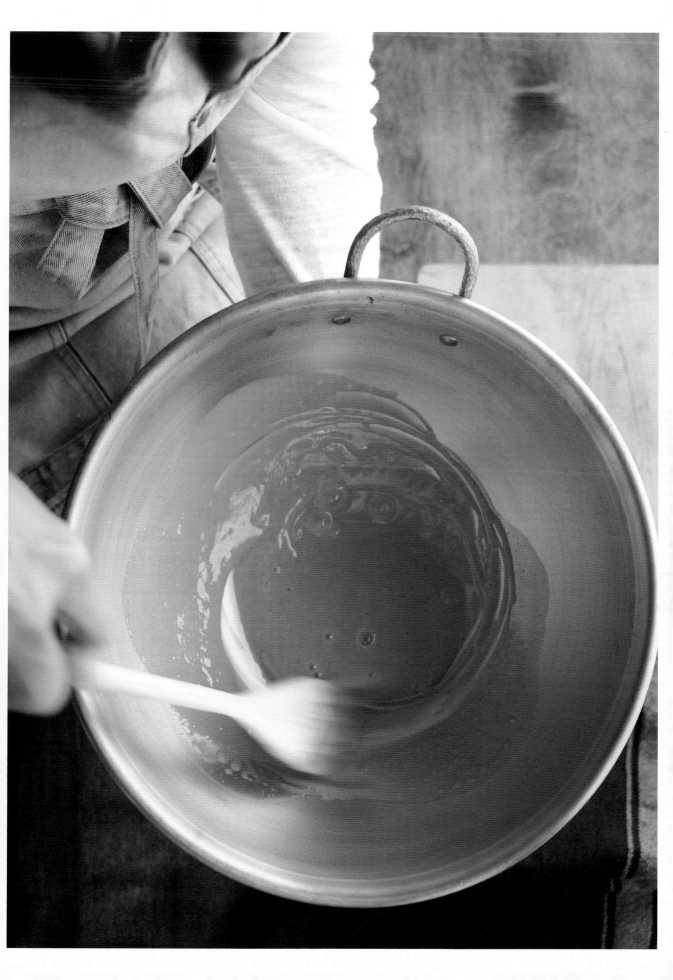

我的生酮使命

　　經過這次個人成功之後，我滿懷熱情地研究了低碳高脂生酮飲食。透過吃低碳食物，將碳水化合物換成有益脂肪含量高的食物，就將人體從依賴葡萄糖來補充體力改變成消耗脂肪來補充體力。我實際上變成了消耗脂肪的機器。

　　我花了幾年的時間進行研究，還參加醫學大會的生酮講座。凡是醫生寫的，不只向病人推薦低碳高脂食療還用生酮飲食改變自己生命的書，我幾乎每一本都看了。

　　有些資訊對我來說很複雜，難以消化，丹就幫我來簡化。有了這些知識，我開始構想經過驗證的方案，確保能成功地幫助別人重獲健康。

　　因為對食物的愛，我針對很多不同的文化，開發了口味多樣的美食。我還有幸出去旅遊，使得我能夠盡享世界各地的本土料理。我喜歡多種多樣的口味，所以我不想讓我的烹飪食譜被生酮局限住。

　　亞洲菜是我喜歡吃的菜肴。但我們都知道，亞洲菜的主食是米飯和麵條，經常含有澱粉和糖。因為我珍惜小時候的食譜，我知道我無法停止對亞洲菜的懷念。所以，我決定，我要將我小時候起最喜歡的亞洲菜肴改編成生酮版。我將所有美味和口感保留下來，而沒有用高碳的米飯和麵條。朋友們和家人告訴我，他們更願意吃用我這種方法做出來的亞洲經典菜肴！給朋友們和家人做好吃的菜肴，讓我很開心！讓我更加快樂的是，因為我知道生酮菜肴能使他們更加健康。

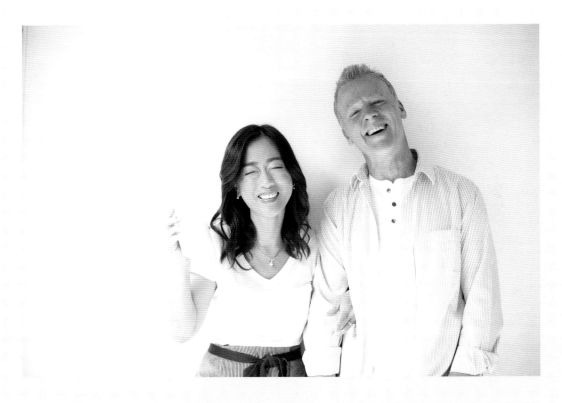

　　這本書中的每一道生酮菜肴都是我從小到大在新加坡的成長過程，那是我的背景，但也是讓我漸漸失去健康的原因。我很努力地想了很久，如何來重塑經典亞洲菜肴的風味和口感。我要以生酮方式和藝術的角度來呈現這每一道菜肴以表彰它們。當我把這些菜做好給丹、朋友們和家人們吃的時候，我感受到心中充滿了愛。

　　每一道菜背後都有一個故事！

現代飲食無法讓你更健康

　　我爸爸和他的兄弟姐妹們都在農村長大，小時候所有雜活都得做，個個長得雖瘦卻結實。我那嬌小的奶奶一整天都跟他們一起在農田裡勞作，活到非常高齡。然而，當她的孩子們都搬到城市謀生之後，生活方式發生了急劇的變化，他們的工作一點都不需要體力了。我來到這世上的時候，我家的飲食就更加簡便，更加現代化了。我們在早餐和茶歇的時候吃麵包、蛋糕、曲奇餅和糕點，午飯和晚飯主要吃米飯和麵條搭配店裡買來的肉類和蔬菜。我們的食品櫃裡裝滿了商業化的包裝食品，都是從商店裡面買來的，還有各種各樣的甜點，以前可是難得的享受，但今天卻成為了每天生活的一部分。

　　在 20 世紀的 70 年代，我們從醫學界那兒得知，為了避免心臟病，我們不要去吃飽和脂肪或含有膽固醇的食物，於是就將很多我們最喜歡吃的食物都剔除了。我們相信了醫學建議，為了更好的健康狀態，我們少吃脂肪、少吃肉，多吃穀物和不含脂肪的碳水化合物。

　　我媽媽也將奶油換成了人造奶油，豬油換成了植物油。我們不再吃自己喜歡的雞蛋、培根和奶油，雞肉也變成沒有雞皮而且很難吃的白肉。我們放棄了天然的食物，將他們換成了各式各式「有益健康」的食品，這些食品都是經過商業加工的。這是一種現代飲食方式，也成為了新的指標。

　　沒多久，我們開始注意到，我們的親戚有人被診斷出高血壓或糖尿病，有人則是死於心臟病。朋友家人開始長胖了，抱怨這疼那疼的。我們都以為，他們一定是偷吃了脂肪多的食物，所以我們立誓有脂肪和膽固醇的食物都要吃得更少些。

　　但是幾十年來，我們並沒有變得更加健康。實際上，更多人患了心臟病

和糖尿病，而且更加虛弱。今天，幾乎所有叔伯舅舅、姨姨嬸嬸和表親堂親要麼是糖尿病，要麼是高血壓。很多人相信，我們一旦老了，就自然而然地增加體重，被診斷出某些疾病。人們都認為，超重、癌症、心臟病或其他疾病都是年老體弱的正常情況，特別是當你身邊的人都是一樣的情況。全球統計資料警示我們，肥胖病和糖尿病在工業國家正在快速增長。

現在回過頭來，我可以看到，高碳高糖的飲食與疾病增加之間存在著關聯，但不幸的是，大多數人沒有想到這種聯繫。

當我建議朋友家人別吃碳水化合物和糖類，改吃脂肪和蛋白質，他們第一句回答就是：「你瘋了！我已經夠胖了！」第二句回答就是：「這也不可能啊！我還能吃啥呢？」

你是否願意為了最佳的健康狀態來挑戰現代飲食呢？如果願意的話，就讀下去吧。

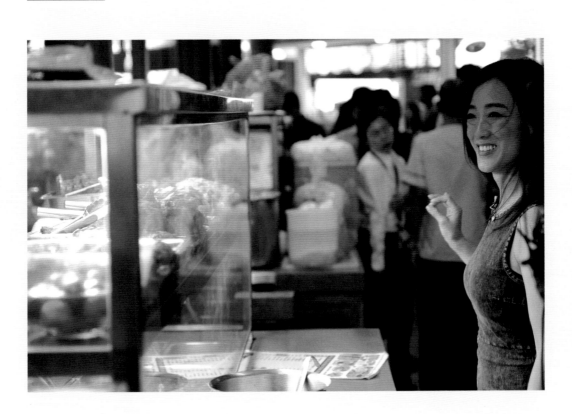

你也可以開始生酮生活

在你試過的體重管理方法當中，生酮的食物真的是口味最佳的。你可以多吃些新鮮龍蝦、螃蟹、明蝦和魚，多汁的肉，或烹調得恰到好處、湯汁豐富的雞肉，配上奶油、酪梨、鮮奶油、堅果和好油，營養更加全面。

生酮飲食還包括種類更多的美味蔬菜，維生素和纖維素含量豐富，有益消化。想像一下，在你的咖啡或茶中加上重奶油，搭配著塗滿奶油的生酮早餐蛋糕，這樣既能減輕體重，又能同時改善膽固醇數值，控制糖尿病和其他嚴重疾病！

很多科學研究證明，生酮飲食更容易控制血糖，因此更容易控制體重。生酮生活方式之所以能夠持續，是因為它並沒有阻止你去吃稱心如意的美味食物，這看起來太好了，一開始讓人難以置信。這是因為，本該如此！

我們都愛吃美味食物。我們都愛過健康生活。

生酮告訴我們，兩者可以兼得。

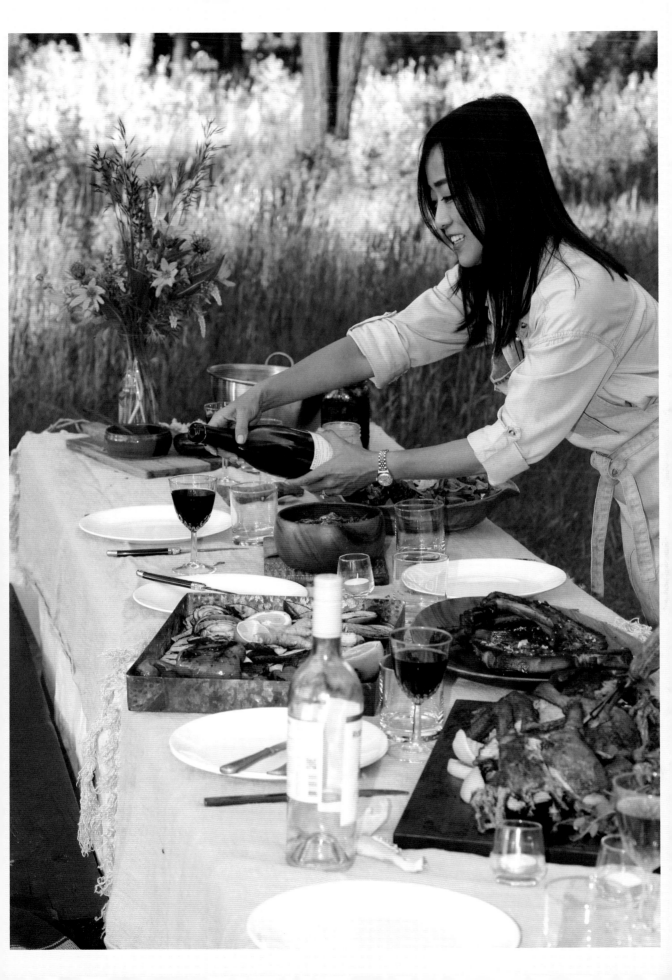

導致失敗的 7 大陷阱

通往成功的最佳途徑是從失敗者身上學習，避免犯同樣的錯誤。這裡有 7 大陷阱：

❶ 脂肪不足

在低碳高脂飲食方式中，要有 70~85% 的卡路里來自於脂肪。要意識到只要脂肪沒有跟碳水化合物一起吃，吃這麼多份量的有益脂肪就不會讓你變胖，這需要一個心理調適過程。以生酮的方式生活就表示，脂肪是你的燃料、你的體力和你的朋友。它還會讓你的新陳代謝保持活躍，要是你在低碳高脂餐後很快就感到餓了，那就代表你吃的脂肪不夠，脂肪可以讓你有飽足感，能更長時間不覺得餓。

❷ 將生酮看成高蛋白質飲食

低碳高脂飲食不是高蛋白質飲食。你要吃適量的蛋白質讓細胞再生，防止肌肉損失。然而，蛋白質太多會引發糖質新生。糖質新生就是人體將過多的蛋白質轉化成葡萄糖的過程。這會抑制生酮運作，縮短脂肪消耗時間。正確的吃法是，吃肉的時候帶上所有的肥肉，吃雞的時候帶上雞皮。選擇吃脂肪含量更高的魚類，比如三文魚、鯖魚和鱈魚。記住，大多數生酮中的卡路里來自脂肪。

❸ 隱藏的碳水化合物

我們生活在高碳的世界裡。碳水化合物隨處可見，菜單上、包裝食品中、飲料中、醬料中、調味料中，甚至大多數乳製品中都隱藏著碳水化合物。糖類有著很多的假名，躲在市場上的各式基本產品中。要成功地進行生酮飲食，就要學會去閱讀包裝上印刷的成分標籤。你會發現大量的加工包裝食品都含有多種類型的糖分和澱粉，特別是瓶裝生菜沙拉調味料和醬料。最好的方法是在家裡面自製調味料和醬料，它們做起來方便，也比那些加工的味道更好。

❹ 飢餓時錯誤的選擇

如果你沒有計畫好，那失敗的可能性就很高，特別是當你還是個「新酮學」的時候。建議你提前規畫好三天的飲食計畫，避免在餓的時候才去決定要吃什麼，否則很可能會為了方便而吃了不理想的高碳食品。在你的包包裡、車子裡和辦公室放上一些堅果和乳酪。事實上，如果在用餐的時候脂肪吃得夠，你就會覺得在兩餐之間不餓，而無需吃零食或點心。

❺ 生酮流感

生酮飲食的前幾天對一些人來說可能具有挑戰性。你吃了高碳飲食很多年，你的血液中充滿著胰島素，你的身體只靠葡萄糖來提供能量。當你停止吃高碳的時候，你的身體依舊會繼續尋找熟悉的能源，你可能會有「碳癮」。你也可能會感覺一些症狀，比如頭痛、身體疼痛、頭腦不清晰、眩暈、噁心、肌肉痙攣、易怒和沒有精力，這就稱之為「生酮流感」。這些症狀將會持續幾天，不要把它作為藉口，又回到高碳高糖的食物來快速補充能量。若有碳

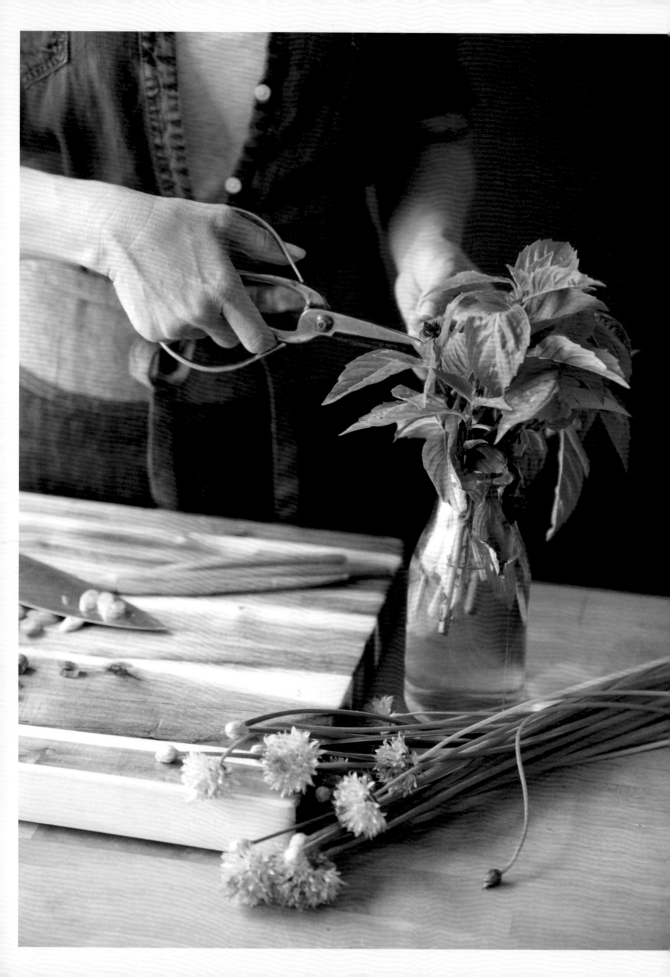

癮的情況，就多吃點含高油脂的食物，比如乳酪。從消耗積糖過渡到以脂肪為能量進行新陳代謝，對大多數人而言需要花 3 至 5 天，對於少許人可能會延續 2 至 4 個星期。而許多人都沒有以上的症狀。幾個星期後，你就會進入生酮狀態，將消化的脂肪和身體儲存的脂肪轉化成酮體和糖原，供於大腦、血紅細胞和肌肉使用，提供驚人的能量！

⑥ 周圍人的壓力

大多數的人對低碳高脂生酮生活方式毫無概念。你可能會面臨著家人和朋友們的質問，他們會告訴你，吃那麼多脂肪，不吃碳水化合物是在傷害自己。你可能也聽說過，米飯麵包是生命的支柱。儘管他們反對的言語是出於關心你和愛你，可是你並不需要打破自己選擇的健康生酮生活方式，去迎合他們，也別嘗試說服他們。你可以購買這本《生酮南洋味》送給他們讓他們也學習新的知識，希望可以帶領他們走向健康的生酮生活。我經常告訴我的朋友：「謝謝你的關心。」然後繼續選擇自己要吃的食物。最好的回應，就是你最後獲得的結果！

⑦ 睡眠不足

當你的身體沒有得到理想的睡眠時間（睡眠時間因人而異），身體就會釋放出「壓力荷爾蒙」，稱之為皮質醇。血液中的皮質醇含量越高，時間越長，就會引發身體儲存脂肪。適當的睡眠不僅能讓人體自我修復、恢復精神，眾所周知，足夠的睡眠對低碳飲食者而言更容易減輕體重。「美容覺」的說法是真的，跟隨生酮飲食，天天睡好覺，會讓你更瘦更健康。

成功進入生酮生活的訣竅

❶ 計畫自己的三餐

想一想早餐、午餐和晚餐你要吃哪些蛋白質,接著選擇你想跟蛋白質一起吃的蔬菜。在你的肉食、蔬菜和沙拉中加上足量的橄欖油和奶油。沒有碳水化合物,脂肪就不會讓你變胖。

❷ 聰明點菜

點菜的時候,先選擇含高脂的蛋白質主菜,接著點一兩個素菜,要麼點一份清湯。要求去掉所有澱粉類,比如麵包、米飯、義大利麵、馬鈴薯、含糖醬料等。如果蛋白質主菜內含脂不高,可以再淋上可口的油脂,比如橄欖油、椰油、豬油、奶油和鮮奶油。

❸ 整理自己的食品櫃

清掉所有的穀物,包括全穀類在內,丟棄所有的加工食品和零食,特別要注意那些包裝上有健康聲明的商品。因為真正的食品不需要打廣告。

❹ 避免飢餓

剛開始生酮飲食時,建議每天吃三頓高脂餐,你在兩頓之間就不會覺得餓了。餓的時候就吃,別挨餓。你挨餓的時候,身體會得到錯誤的信號,以為缺少食物,身體就會開始儲存能量,你的新陳代謝就會減慢下來。

⑤ 多喝水

一整天都要喝水，這有助於抵抗任何過渡期症狀。可以喝加了多脂鮮奶油的茶或咖啡，不要加糖。吃晚飯的時候可以來一杯葡萄酒。酒精是糖的一種形式，它將阻礙肝臟將脂肪轉化為酮，所以僅限於喝一杯。

⑥ 減少劇烈健身

開始實行這種新的飲食方式前兩三個星期內，你的身體會從依賴葡萄糖供能過渡到依賴脂肪供能。有些人在短時間內會感覺體力稍有下降，但這會過去的。在過渡期內，不需要進行劇烈的運動健身。運動有助於調節自己的身體，減輕壓力，維持胰島素敏感性，改善敏捷度，但運動健身並不是為了體重管理。

⑦ 記錄錯誤，避免再犯

每個人都會時不時地脫離軌道。打破舊習慣需要某個過渡期，所以如果你出錯了，就重新開始，記下出錯過程中發生的情況，下一次做更好的準備。當你感到飢餓的時候，經常會出錯，所以準備好生酮食物，避免禁不起誘惑。

⑧ 獎勵自己

改變自己的飲食方式對有些人來説，一開始是困難的。當你的目標夠大，把健康看成第一位的時候，什麼都不能妨礙你。獎勵自己可以用很多方式，比如瘦身後給自己買件小號的新衣服，或以生酮食譜來做自己最喜歡的蛋糕。然而，最大的獎勵在於你感覺如何，是否回到自己的理想體重，而且精力充沛。

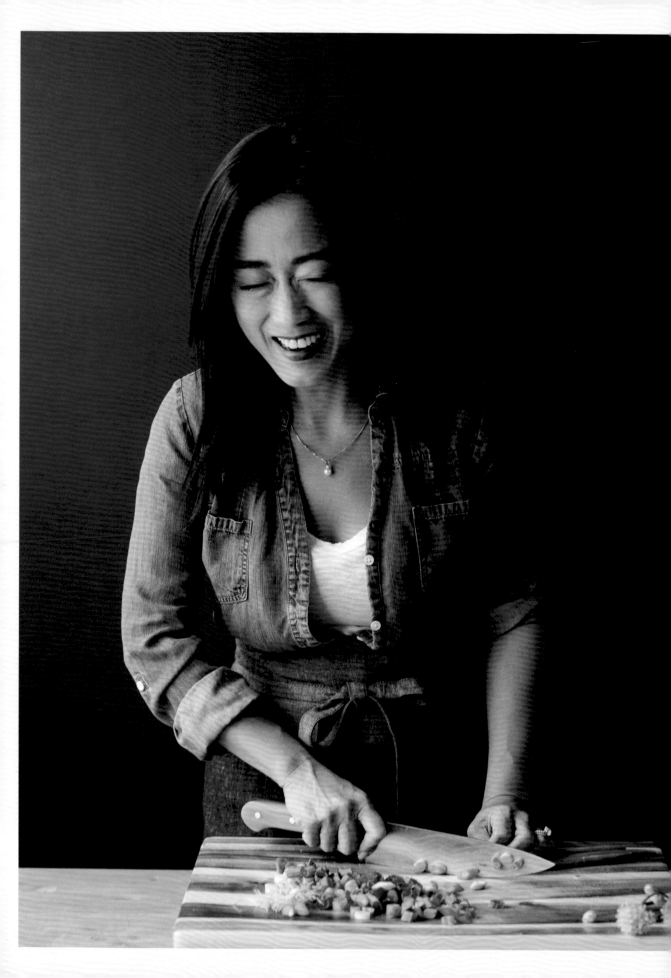

生酮帶來的好處

生酮飲食的好處既廣泛且奧妙，你可以從我身上或來自世界各地的生酮飲食者身上看到這些好處。我最常從生酮團體裡聽到的主要好處是快速減輕體重。一開始，生酮初學者失去的是水分重量，但一個星期後，多餘的人體脂肪就慢慢減少。生酮飲食也會平衡血糖值，所以生酮飲食者的血糖值不會像雲霄飛車似的忽高忽低，這有助於控制食慾。他們都說感覺自己吃得很豐盛，一整天都感覺飽飽的。很多生酮飲食者發現，他們的血液成分改善到理想的膽固醇水準，有益的膽固醇（HDL）上升，三酸甘油脂下降，他們自然而然地達到了理想的體重。生酮飲食實際上可以顯著降低血壓，許多人說他們的荷爾蒙指數自然地改善了。我認識的許多人已經減少甚至停止了處方藥。

很多生酮飲食者的發炎問題整體上降低了，疼痛也減少，毛髮和皮膚色澤明顯改善。一旦食物的成分重新調整後，生酮飲食者說，消化系統功能改善了，不再感到胃灼熱、胃脹氣、飲食消化不規律、肌肉痙攣或便秘。

我最喜歡的一個好處是生酮飲食讓我頭腦清晰、精神集中。碳水化合物造成的頭昏腦脹消失了。很多人說，他們的記憶力有所改善。想像一下，生酮飲食不僅有助於讓身體更健康，還能讓頭腦機能更好，這多麼令人嚮往！

總的來說，一旦你的身體適應了生酮飲食，你的體能就會增加，而且不只是稍有增加，而是大幅度上升。這一點在我的生酮群組的會員裡已經得到了確認。當你的身體開始燃燒脂肪並提供能量時，你就會有更持久和強大的力量。

我很榮幸能夠引導你以這有科學根據又神奇的生酮生活方式，打造一個更健康的自己。就讓我們從我最喜歡的幾樣南洋菜開始吧！書中的菜肴做的時候都沒有加入常見的傳統米飯、麵條、糖類和澱粉，但卻和傳統作法一樣美味！

生酮購物清單

●● 糖類

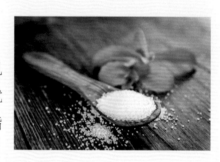

吃糖是一種難以打破的習慣。在我們常見的食物中,糖類到處都是,糖吃得越多,就越想再吃。糖是生酮的最大剋星,是導致脂肪積累的主要因素。在常見的產品比如汽水、糖果、運動飲料、甜點、霜淇淋和果汁中,很容易發現糖,可以避開,但是讓人驚訝的是在一些我們認為不含糖的食物中,也含有大量的糖分,比如優酪乳、番茄汁、湯汁、水果奶昔、肉乾、能量棒、咖啡飲料和燒烤醬、番茄醬、芥末和沙拉醬之類的調味品。你需要眼光敏銳地去閱讀成分標籤,注意看每一份當中的碳水化合物 / 糖分含量有多少。

即使你是「甜食控」,也能順利地進行生酮飲食,你有赤藻糖醇、木糖醇或甜菊糖等天然甜味劑可選擇使用,它們對血糖的影響力只有一般白糖、紅糖或蔗糖的 25%。可是最好還是不要經常食用甜味劑,因為在過渡到生酮飲食的過程中,你嘗到的甜味越少,你就越不會想吃糖。

●● 肉類

享用各種肉類如:牛肉、羊肉、山羊肉、豬肉、野味、雞肉、鴨肉、鵝肉等。要吃肉上面的脂肪,也要吃家禽肉類上的皮,有脂肪均勻的肉是最好的生酮肉類。如果可以的話,只購買有機肉類、自然放養動物的肉或草飼動物的肉類。

●● 海鮮

各種海鮮類如：螃蟹、龍蝦、明蝦、河蚌等，以及所有魚類：三文魚、鯖魚、鯡魚，都是最好的海鮮，它們富含 Omega-3。Omega-3 的好處包括降低心臟病和中風的發病幾率，還有很多對健康的好處。海鮮可以燒烤、煎炒、烘烤、生吃、醃製、在豬油中油炸或慢燉，但絕不能裹麵糊、麵包屑或麵粉。

●● 油脂和奶油（黃油）

天然脂肪讓所有食物變得更加美味。有機奶油（黃油）、橄欖油、椰子油、豬油、牛油果油（酪梨油）、鮮奶油和乳酪都是生酮的，可以降低發炎、哮喘、過敏和其他炎症疾病。然而，要避免商業化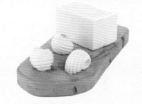食品中的反式脂肪，比如「氫化脂肪」和「部分氫化脂肪」，包括人造奶油（黃油）和 Omega-6 含量過高的植物油。

●● 蛋類

所有的蛋類，包括雞蛋、鴨蛋、鵝蛋等，都含有絕佳的營養。建議購買農場或牧場放養禽類的有機雞蛋類。蛋白是很受歡迎的蛋白質，而蛋黃能提供蛋類中的大多數營養物質和有益脂肪，蛋黃越黃，越有營養。

●● 高脂乳製品

選擇多脂鮮奶油，而不是喝牛奶，要吃真正的奶油、全脂優酪乳和高脂乳酪。幾乎所有低脂乳製品都含有較高的糖分比例。

●● 早餐食品

避免所有的傳統高碳早餐，包括甜點、穀物、吐司麵包、水果拼盤、蛋白粉奶昔和調味優酪乳。蛋類、乳酪、香腸和培根都是上上之選。不加任何甜味劑，用堅果和瓜子自製的穀麥片（granola）也可以吃。可以用蛋類、乳酪和乳清蛋白來做煎餅，還有不用穀物做成的生酮麵包，碳水化合物含量低，接近零碳。

●● 水果限量

水果被鼓吹成健康之選，但水果含有高糖分（果糖）。可吃果糖含量較低的水果，包括草莓、覆盆子、黑莓和藍莓，但一天僅限吃半杯，一周最多吃一次。

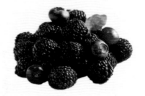

●● 仿製的米飯

花椰菜可以用刀子或食品加工機剁成「米飯」顆粒，與米飯有相似的質地和口味，可作為米飯的完美替代物。我將花椰菜稱之為「生酮花」。在過渡期內，魔芋米（蒟蒻米）也是一個很棒的選擇。

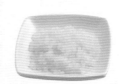

●● 替代性麵條 & 義大利麵

櫛瓜和一些南瓜可以用來做麵條。另一種選擇是蒟蒻麵（魔芋絲）、純海藻絲或豆腐絲，每份中的碳水化合物含量都很低。自製的義大利麵醬配上純奶油（黃油）、鮮奶油、培根、蔬菜、香蒜醬和大量乳酪，都是低碳高脂食物，非常適合用作生酮麵醬。我推薦的品牌是「神奇麵條（Miracle Noodle）」。

不吃玉米

玉米絕對不能出現在生酮飲食中，即使新鮮的玉米棒，都含有大量的糖分。玉米這個成分出現在無數的食品中，它只是糖分的另一種形式。玉米以優酪乳、湯汁和調味料的形式潛藏在商品裡面，它有著各式各樣的名稱，包括黃原膠、右旋糖、高果糖等，指的都是同樣的東西。所以你要小心謹慎，避免碰到無所不在的玉米，其中也包括了爆米花。

低碳麵包

市面上販售的烘烤麵包，通常每片含有 13~15 克碳水化合物，但用低碳配料（比如蛋類、奶油、椰子粉和杏仁粉）做成的麵包中，碳水化合物含量可低至 2 克。

沙拉

種類繁多的綠葉蔬菜是很好的選擇，但要避免用甜的調味料，否則會在沙拉中添加不必要的碳水化合物。橄欖油、醋、乳酪、酪梨、堅果和草本香料，都是用來做低碳高脂食物的理想調味料。

有益的零食

烤杏仁、山核桃、胡桃、夏威夷豆和開心果（不要吃花生，花生是一種莢果，碳水化合物含量比較高）和堅果醬都是極好的生酮零食。高脂乳酪、橄欖、酪梨和義大利醃肉片也是令人滿意的點心。避免盲目相信標示「低碳」的食品，要確保你認真閱讀了成分標籤。很多時候，大多數不含糖的飲料或標示為「低碳」能量棒等，依舊含很高的碳水化合物。

●● 披薩

披薩的最大問題，是碳水化合物做成的麵皮。而生酮披薩主要是用花椰菜、杏仁粉、雞蛋和乳酪來製作麵皮。茄子片也是一種很好的選擇，用來鋪在披薩鍋底上。

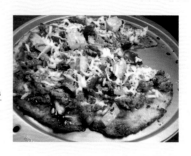

●● 美味甜點

在家做甜點是最好的方式。乳酪蛋糕主要用的是雞蛋、奶油乳酪和天然低碳甜味劑。也可用優質黑巧克力來做不含麵粉的黑巧克力蛋糕。它們都是美味的替代食品，但在過渡期當中，甜味碳水化合物吃得越少，你就越不想吃它們。

●● 咖啡和茶

咖啡和茶都可以喝，加上多脂鮮奶油，但別加糖。確保避免食用糖類和咖啡奶昔，這些都會讓你的血糖直線飆升。咖啡因沒問題，但千萬不要吃糖！

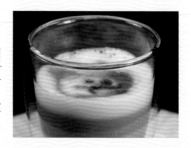

●● 適量喝酒

酒精會由肝臟直接進行處理。由於肝臟將酒精看成是一種毒素，一旦有過量酒精，肝臟就會立即忙著把酒精排出體外，因此它就會停止將脂肪轉化為酮。偶爾在用餐時適量喝一杯紅酒無妨，不過啤酒中的碳水化合物含量超高，即便是低碳啤酒也是如此。有些人曾經說過，啤酒就像液體碳，所以要很節制的喝。

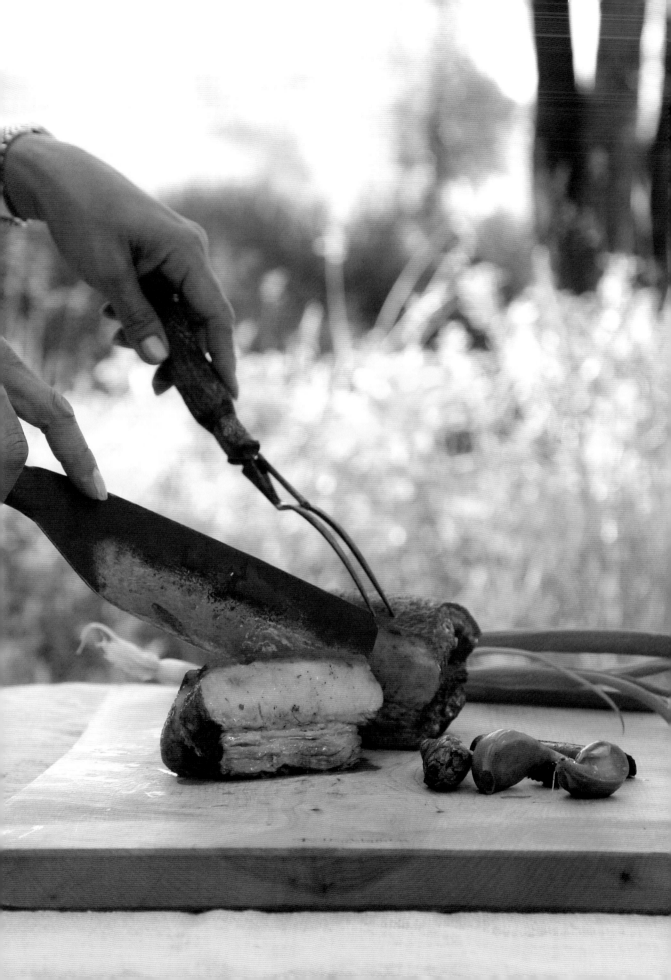

生酮南洋味食物櫃

用獨特的材料來為這些生酮食譜創作特殊的亞洲風味。

杏仁粉

由磨細的杏仁粉製成，不含麵筋，只含蛋白質、纖維和脂肪，非常適合於烘烤，適合取代麵粉裹在魚肉上再炸。

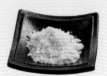

豆腐皮

將豆漿放在淺鍋中煮沸的過程中，在表面上會形成薄皮，這個薄皮稱之為腐竹或豆腐皮。在亞洲市場上常見晾乾成薄片的豆腐皮，回潮後非常適合用於包裹食物。

牛明膠粉

牛明膠粉是一種由膠原蛋白製成的增稠劑，可以為任何一種食譜添加有益蛋白質。它以粉狀形式出現，可以在大多數的保健品商店買到。

峇拉煎（蝦醬）

峇拉煎（belacan）是一種發酵調味料，也稱之為蝦醬。通常以塊狀的形式出售，可以在大多數的亞洲市場上買到。

石栗果（桐果）

石栗果（candlenut）是一種出現在印尼菜肴的高脂堅果，類似夏威夷豆。石栗果可以在東南亞食品店買到，或者可以用夏威夷豆代替。

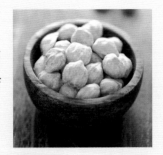

生酮花米

花椰菜米可以在大砧板上做。先將花椰菜切片，接著將厚片剁成米粒的大小。最近，市場上和冷凍蔬菜部已經可以買到現成的花椰菜米。

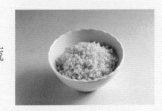

椰漿

椰漿非常類似於椰奶，但含有較少的水分，因為脂肪較多，所以更濃稠、更像是麵糊。椰漿是以罐裝的形式，在食品雜貨店出售，非常適合做咖哩！如果你找不到椰漿，你可以在罐裝椰奶上刮起那一層厚厚的奶油，那就是椰漿，再將剩下的椰子水分倒掉。

豆瓣醬

豆瓣醬是東亞和東南亞菜肴的主要材料，它是用磨過的大豆或全大豆做成的。豆瓣醬通常以罐裝的形式出售，幾乎所有的超市或大賣場都可以買到。

南薑（高良薑）

儘管南薑看起來像生薑，但南薑有自己獨特的辣味，非常適合用來做咖哩醬、炒菜和煮湯。可以在亞洲市場上買到新鮮的南薑。

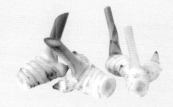

豬油

豬油是豬脂肪提煉出來的油。如果是從優質貨源那裡買到的，豬油就是一種理想的有益脂肪來源，耐高溫烹煮，適合用來煎炸烤。

低碳醬油

低碳醬油是一種類似醬油的液態氨基酸調味料，但不是用大豆或麵筋做成的。它是用植物蛋白質和各種氨基酸做成的，氨基酸是蛋白質的組成材料。它添加了發酵鹹味在裡面。低碳醬油可以在超市或大賣場買到。

酸菜

芥菜梗和嫩葉經過發酵後成為酸菜，給菜肴增添清脆的口感、味道香濃。酸菜通常以真空包裝的形式出現，超市、大賣場或傳統市場都可以買到。

話梅

亞洲飲食文化的食譜常用不同種類的醃梅子來增添風味，能增加一種酸味，甚至是刺激性口味。

紹興黃酒

紹興黃酒是一種用米發酵而成的白色、酒精濃度低的酒，帶著乾雪利酒的口味。紹興是中國因黃酒而出名的地方，但任何一種黃酒都可以。

蒟蒻麵（魔芋絲）

蒟蒻麵也叫魔芋絲，是用魔芋或白薯這種日本植物的塊根做成的。魔芋打成粉，做成薄薄的透明細絲、寬條甚至是米粒。蒟蒻麵幾乎不含卡路里，不含碳水化合物。蒟蒻麵中 97% 是水分，3% 是纖維素，還有少量蛋白質、脂肪和鈣質。蒟蒻麵是模仿麵條或義大利麵或米線的最佳替代品，可以在貨品齊全的商店冷藏部找到蒟蒻麵。

★ 注意：有些蒟蒻麵含有來自於包裝的原始味道。最好在濾網中將它沖洗幾遍，放到熱水中煮一分鐘，在煎鍋上乾炒幾分鐘，炒掉水分。可用同樣的方法來處理魔芋米，以達到最佳的效果。

羅望子

羅望子（Tamarind）是一種生長在豆莢中的酸味深色水果，可以磨成羅望子醬，像糖漿一樣，或稀釋成羅望子汁。這種醬在大多數東南亞食品店都可以買得到，上網搜尋也有許多管道可購得。

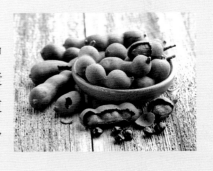

木糖醇

木糖醇是從白樺樹提煉出來的天然甜味劑。木糖醇來自於斯堪的納維亞，在那裡已經用了幾十年了。像一般的糖類一樣，木糖醇每茶匙有 4 克糖分，但實際上只有 25% 吸收到血液中，所以木糖醇不會像一般的糖類一樣，造成血糖和胰島素飆升。木糖醇嘗起來像糖，看起來像糖，也按糖分計算，非常適合於烘烤。木糖醇還具有藥用價值，比如降低蛀牙、減少耳部感染。可在保健品店買到，上網搜尋也可購得。

Part 2

丹醫師
談生酮

破除你對生酮飲食的疑慮

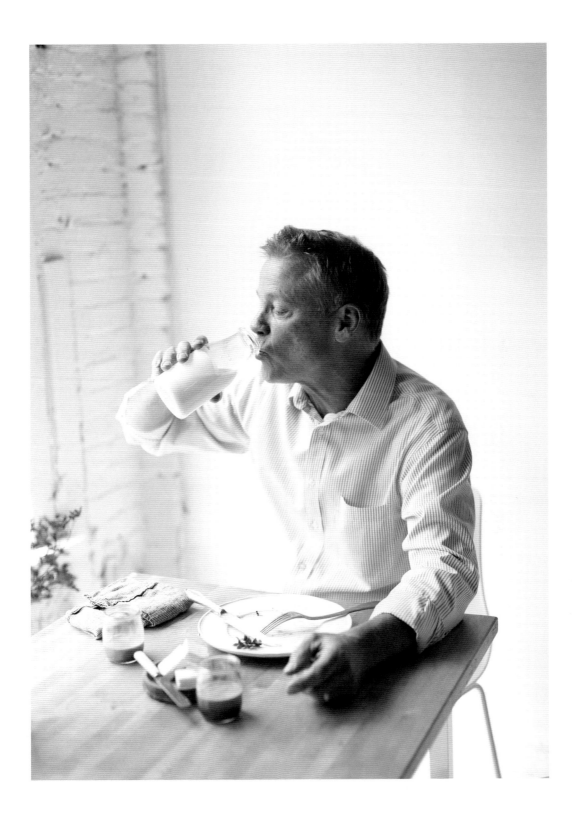

碳水化合物不是你的朋友

早在20世紀70年代起,大多數的流行飲食都推薦少吃脂肪,甚至不吃脂肪。這種延續了幾十年的舊觀念就是「吃脂肪等於長胖」,低脂高糖飲食的過度宣傳甚囂塵上,食品企業也見風使舵。超市裡面盡是些打著不含脂肪和無脂標語的食品,培根、食用油、雞皮、蛋黃、奶油(黃油)和鮮奶油都被妖魔化成肥胖病和心臟病的誘因,所有的營養專家都告訴你,要是你想減肥,就要避免此高脂食品。從此碳水化合物取代了從脂肪中失去的卡路里,只要麵包不加奶油(黃油),麵食不加油,米飯沒有炒過,沙拉沒有澆上油,煎蛋餅只是用蛋白來做的話,碳水化合物就成了名副其實的主食。但奇怪的事情發生了⋯⋯

脂肪吃得越少,人卻變得越胖。我們用無脂碳水化合物填飽了肚子,卻反而越吃越胖!吃了幾十年的低脂飲食乃至無脂飲食,肥胖病率卻直線飆升。我們的觀念出了大問題!實際上,我們錯得離譜。

碳水化合物在消化系統中被分解成糖。如果碳水化合物快速分解成糖,我們稱之為「簡單碳水化合物」,如果緩慢地分解,我們則稱之為「複雜碳水化合物」。碳水化合物不光是我們所知道的糖類,如糖果、汽水、蛋糕、麵包、穀物、酒精和甜味劑,而且還有一大堆我們一直認為是健康的食品,如全穀物、糙米、無脂乳製品、奶昔和水果都是。然而,不管如何消化碳水化合物,它們都會很快吸收進消化道,進入血液,讓血糖升高。簡單碳水化合物吃得越多,血糖升得就越高,升得就越快。吃了複雜碳水化合物,血糖上升雖然較緩慢,但仍然要解決這個血糖升高的問題。

當這些糖分進入血液中時,人體的主要反應就是讓胰臟釋放出胰島素。血糖上升得越快,釋放的胰島素就越多,以便將血液中的糖分轉移出去,進入肝臟、肌肉和脂肪細胞,儲存為脂肪。血糖恢復到正常水準需要花幾個小時的時間,但是所有多餘的糖分都已經被轉化為脂肪,儲存在脂肪細胞裡了。

更早的時候，碳水化合物不僅僅占人類飲食非常小的一部分，而且吃的是更為複雜的碳水化合物。總體上來說，食物不是那麼充足，甜食很稀有，只是季節性的。在這時候，我們身體的內建系統只需要處理碳水化合物產生的有限血糖，可能還足以應付。然而現在，我們正在經歷現代飲食造成的問題，現代飲食充斥著大量的單糖和簡單碳水化合物，我們身體的系統最終將無法應付這日以繼夜的高血糖負擔。

為什麼碳水化合物會帶來問題？原因有二：

1. 飢餓循環

吃簡單碳水化合物，會迅速升高血糖，為了應付血糖，就會造成胰島素快速增加。胰島素造成血糖急速下降，這會讓你的大腦解釋為還要再吃的信號。再吃一頓簡單碳水化合物又會迅速升高你的血糖，帶走飢餓信號，但胰島素又再起作用，從高到低的循環一直持續下去。其結果就是，你會跟著血糖變化，更常感到飢餓，一直要吃才能滿足飢餓循環，因此會過度飲食。

2. 胰島素破壞

蛋白質只會稍微升高你的胰島素，而吃脂肪絕不會升高胰島素。因此，這些燃料會更長時間保留在血液中，給你的大腦、肌肉和其他器官無限的能量。然而，如果你加了碳水化合物，胰島素就會釋放，身體所需要的這些燃料會快速地從血液中轉移出去儲存起來，即便是身體的某些部位需要這些燃料。

如何避免這兩個問題呢？通過低碳高脂飲食，讓你的胰島素數值降低，達到平穩狀態。進入生酮狀態讓身體燃燒飲食中的脂肪和分解已儲存的脂肪，讓脂肪細胞變小也同時瘦身。我們都喜歡這個概念！

營養性生酮

　　當你在堅持極度低碳高脂飲食習慣並且血液中的胰島素含量一直很低的時候，你的身體就進入了脂肪燃燒模式，稱之為**生酮模式**。酮是生酮模式的副產品，是血液中的分子，會成為大腦、心臟和肌肉的燃料，為我們的日常活動提供能量。

　　當人體的葡萄糖含量不高或血糖不足以用來提供能量時，人體就會自然而然地切換到以燃燒脂肪來供能。在這個過程中，血液中的胰島素含量必須很低。胰島素越低，酮的產量就越高。這就意味著，人體會燃燒更多的脂肪來供能，包括膳食脂肪和儲存在人體的脂肪。為了達到燃燒脂肪供能的最佳好處，你的血糖必須一直維持在健康的正常水準，而控制食物中的碳水化合物和糖類攝入量，是控制血糖的最有效方法。

　　我們的祖先可能經常以生酮的方式生活，要麼是因為某一天食物不多，要麼是因為靠某些獵物飽餐一頓（在冷凍技術之前的時代，你必須那麼做）。營養性生酮既是正常的，也是健康的。坦白說，不管有沒有糖尿病，生酮狀態對人類來說都是很自然的生理反應。糖尿病人如果在服用藥物就需要依照醫生的指示減低藥物量，飲食間減少了高碳食物，藥物量當然需要減低，這是必須注意的事項。

　　生酮的生活方式更容易永久地控制體重和血糖。這也是一種可持續的生活方式，因為你每頓飯都可以吃美味的食物，而且兩頓之間也不會覺得餓。一旦你進入生酮的思維方式，你的身體就會像脂肪燃燒的機器一樣，擁有無限能量，精神煥發。

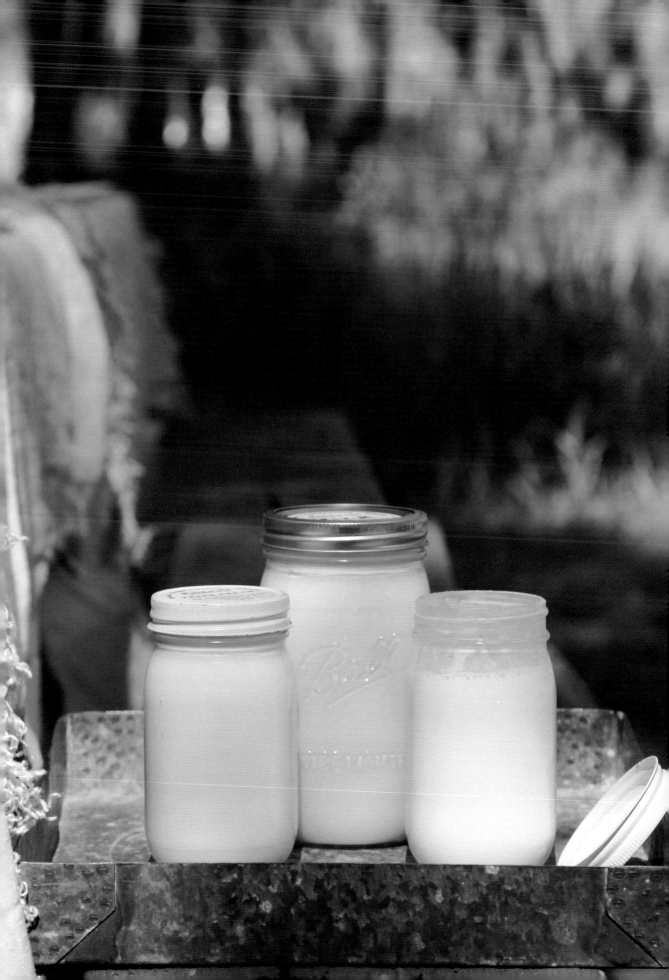

脂肪和膽固醇是你的朋友

有 7 項重要指標可以預測罹患糖尿病、心臟病和中風的風險。這些指標當中的某幾項還可以預測得癌症的機率。兩項測量都很簡單，我們可以自己做，一個是我們的體重，一個是我們腰部和臀部的比率（這是腹部脂肪的測量方法），第三項是我們的血壓。接著是四種普通血液測試：血糖、三酸甘油脂（TRG）和兩種類型的膽固醇——低密度脂蛋白（LDL）和高密度脂蛋白（HDL）。除了高密度脂蛋白（HDL）愈高愈好之外，剩下的幾項越低越好。（註1）

重要的是，吃碳水化合物會讓這幾項指標往錯誤的方向上走。碳水化合物造成體重增加，這與疾病的高風險率相連。更糟糕的是，碳水化合物容易造成腰圍脂肪增加，從更高風險發病率的角度上看，腰圍脂肪增加是最不理想的。碳水化合物還會增加我們的血壓、血糖、三酸甘油脂和低密度脂蛋白，任何一項對我們都沒有好處。碳水化合物唯一不會增加的是我們的高密度脂蛋白。我們還真希望高密度脂蛋白能通過碳水化合物而增加，因為提高高密度脂蛋白有益於健康。

吃脂肪有相反的效果。很多人透過堅持低碳高脂飲食減輕了體重，特別是腰部體重。血壓、血糖和三酸甘油脂下降了，高密度脂蛋白水準上升了。這些就是我們希望達到的健康指標。

註1：血液中的高密度脂蛋白（HDL，好膽固醇）和低密度脂蛋白（LDL，壞膽固醇）與其他膽固醇成分之和的總膽固醇，無法準確的預測疾病的風險。如果你的醫生根據你的總膽固醇數量來建議你服用任何藥物，那麼就是你該考慮尋找一位新的醫生的時候了。

　　低密度脂蛋白（LDL）更加複雜一點。堅持低碳高脂飲食，你的低密度脂蛋白水準可能會下降，可能維持原來的水準，也可能會上升。但我們都知道所有的低密度脂蛋白並不是一樣的。有的低密度脂蛋白是「有害」的，這種 LDL 小而密，被稱為 B 型，這種類型的低密度脂蛋白（LDL）與幾種疾病的發病率增加相關，它是由吃碳水化合物而增加的。還有一種「中性」低密度脂蛋白，是大顆粒、漂浮的，它們是 A 型。這種類型被看成中性的，因為它不會增加發病率。這種 A 型的低密度脂蛋白有時候會因為進食脂肪而增加。（註 2）

　　在所有的混雜資訊當中，選擇吃哪種脂肪可能讓人疑惑。長時間以來，我們都聽說植物性油脂一般是單元不飽和脂肪和多元不飽和脂肪，比起以飽和脂肪為主的動物脂肪要健康，要麼至少比動物脂肪「有害性較低」。動物脂肪，即便吃起來很美味，卻常常被描述成徹頭徹尾的惡魔。

　　然而近期的研究改變了這種局面，事情變得更加清晰了：

1. 動物脂肪是健康的，比氫化植物脂肪還要健康。

2. 飽和性植物脂肪，如椰子油、酪梨油或棕櫚油，看起來似乎跟單不飽和脂肪和多不飽和脂肪一樣健康。

3. 植物油如菜籽油、豆油、葵花籽油、棉籽油、紅花油、花生油等含有大量的不飽和 OMEGA-6 脂肪，實際上容易增加炎症，並不健康。今

註 2：可以透過測試以確定你的低密度脂蛋白是 A 型或 B 型，可是並非所有的醫藥機構都有這個測試設施，而且收費可能頗昂貴。然而，如果你的三酸甘油脂水準很低，而且高密度脂蛋白（HDL）很高，那麼你的低密度脂蛋白將是 A 型，在這種情況下，就不用擔心你的低密度脂蛋白水準。
如果你的三酸甘油脂水準高，高密度脂蛋白（HDL）低，你的低密度脂蛋白（LDL）將是 B 型，在這種情況下，你需要做一些改變來降低你的三酸甘油脂和增加高密度脂蛋白（HDL）。

天常見的現代飲食有速食成分，含有的 OMEGA-6 脂肪比上幾代要多，我們的整體健康狀況反映出其有所增加。橄欖油和魚肝油含有高水準的 OMEGA-3，多不飽和脂肪，能夠減低炎症。OMEGA-6 含量較高的飲食需要相同量或更多量的 OMEGA-3 來平衡。重要的是，OMEGA-6 與 OMEGA-3 的比率要在 1:1 或 1:2。由於我們的身體無法合成這種必需脂肪酸，所以需要從食物中攝取。我們自己決定選擇更健康的油脂。

4. 反式脂肪是人造脂肪，出現在商業加工食品中，是必須完全避免的脂肪。我們一致認為，任何加工食品都絕不是健康的選擇。

總結來說，吃碳水化合物會導致你的這幾項指標和發病率走向錯誤的方向，而吃脂肪則會引導你的這幾項指標和發病率往正確的道路上走。

只要還有選擇，就選擇脂肪，而不選擇碳水化合物，這是一個很重要的決定。儘量吃有益的脂肪一年以上，而不要吃高碳食物，看看這對你的健康有何改變。

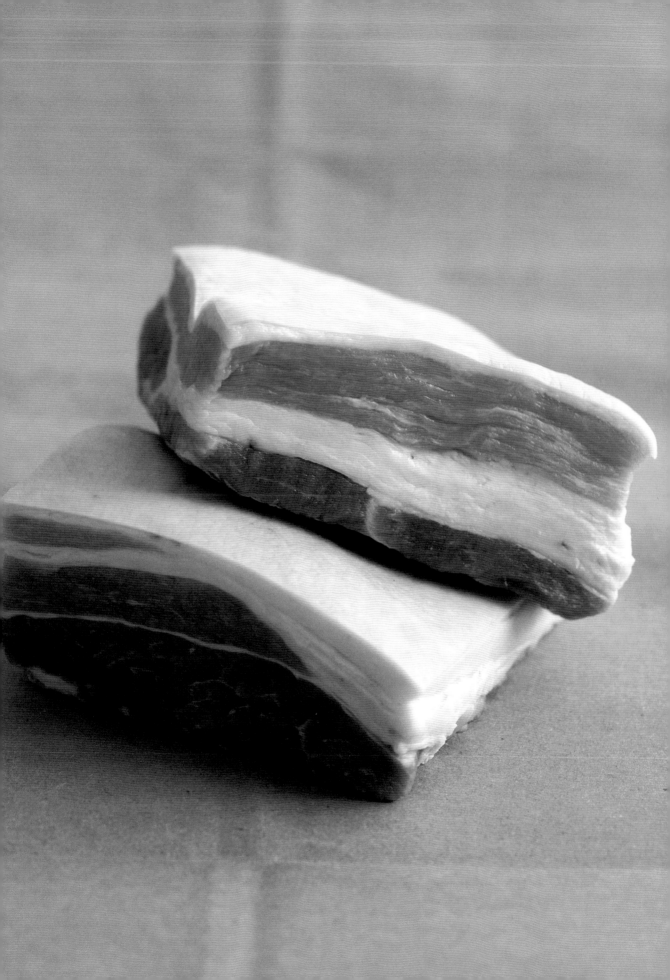

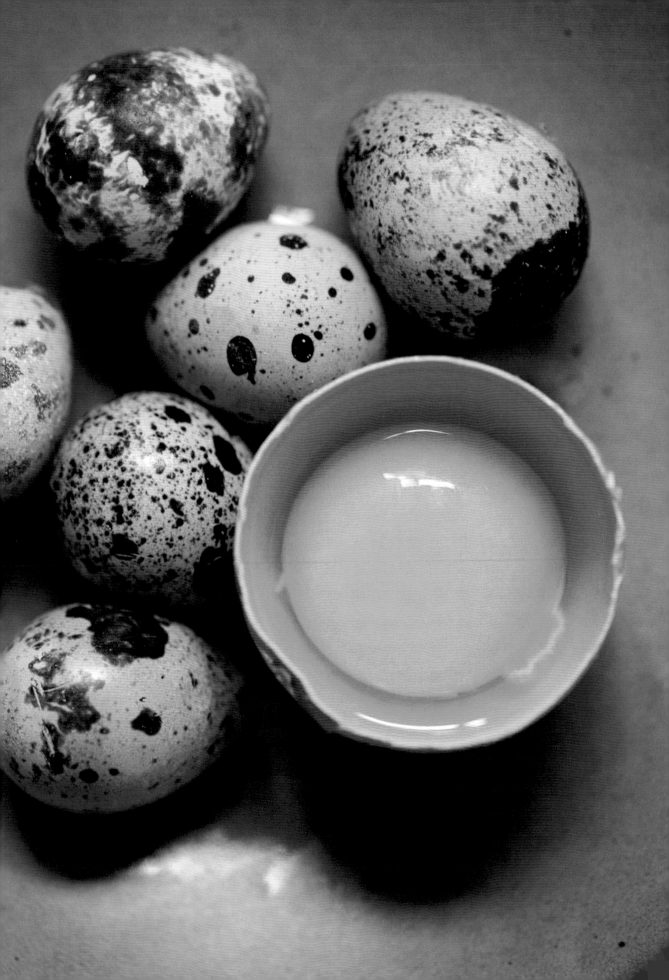

膽固醇恐慌

直到 20 世紀中,人們才開始害怕飽和脂肪和膽固醇。這種脂肪恐懼症因何而起呢?

安塞爾·季斯(Ancel Keys)博士在 20 世紀 50 年代進行了研究。在研究中,他提出,在飽和脂肪和膽固醇攝入量較高的國家,心臟病發病率就會增加。對於他的研究而言,他只選擇 7 個國家來支撐自己的假說,而忽略了其他國家。儘管很多醫生表示反對,他的結論卻迅速傳播開來,遍佈在各個媒體上,廣為人知。包括美國政府和美國心臟學會在內的所有組織,都沒有考慮到那被季斯遺漏了的 15 個國家的資料,讓研究變得毫無用處。我們對飽和脂肪和膽固醇的普遍恐懼,就基於 一個有缺陷和不完整的研究!

數十年來,善意的健康專家告訴我們,必須降低膽固醇的攝取以便提升心臟的健康。我們將心臟病與高膽固醇和高脂食物聯繫起來,誤信多攝取膽固醇是有害的,還專門開發藥物治療這個問題。我們聽信了「專家」的言論,不幸的是,社會的整體健康受到了損害。

事實很簡單:我們的身體沒有膽固醇無法生存下去。讓我們來看看需要膽固醇的幾大理由。

需要膽固醇的 10 個理由

❶ 更快恢復

膽固醇在人體中扮演著非常重要的角色,是每個細胞膜之間的溝通者。它有助於人體產生新的健康細胞,從傷病中恢復過來。

❷ 減少臃腫

膽固醇可以調節以及平衡人體中的鹽分與水分,防止臃腫。

❸ 容易消化

膽固醇轉化成肝臟中的膽汁,有助於人體消化脂肪。堅持低脂飲食的人通常有脂肪消化的問題。

❹ 控制壓力

膽固醇生成皮質醇和醛固酮等腎上腺激素,有助於應對壓力。低脂飲食無法供應充足的基質來生成這些激素,導致我們感到疲勞、促進脂肪儲存,特別是腹部脂肪儲存,形成腹部肥肉。

❺ 促進維生素 D 生成

維生素 D 對正常的免疫功能來說非常重要。皮膚中的膽固醇與陽光中的紫外線 B 相互作用,產生維生素 D。膽固醇還有助於從食物中吸收維生素 D。

⑥ 改善記憶力

你的大腦需要膽固醇才能健康地工作。膽固醇幫助形成記憶，對於正常的神經功能來說很重要。高密度脂蛋白膽固醇較低的人記憶障礙的機率更高，晚年發生失智症的機率也更高。

⑦ 增強健康感

很多研究顯示，膽固醇數值長期過低，容易出現消極、憂鬱的心理，嚴重者甚至會有暴力傾向。膽固醇對於大腦神經突觸之間的聯繫非常重要，它有助於生成血清素，血清素是會「讓人感覺良好」的化學物質。

⑧ 從身體內部康復

膽固醇數值升高，預示著你的身體新生出更多的膽固醇來修復受損的細胞或炎症，細胞受損或炎症是糖類、澱粉和植物油攝入過多而造成的，這些物質裡面含有 Omega-6，透過藥物來降低你的膽固醇就像是殺死有助於你身體康復的內部特種部隊，同時還有危險的副作用。

⑨ 平衡甲狀腺

對於很多人來說，較高的膽固醇表示身體正試圖發送一條與甲狀腺有關的重要信號。缺乏甲狀腺素或自體免疫性甲狀腺疾病通常會產生過多的膽固醇。糖類和澱粉不僅會導致體重增加，也會抑制甲狀腺素的生成，因此在飲食中去除糖類和澱粉攝入有助於讓甲狀腺素維持在正常水準。

⑩ 促進你的抗氧化物

過高的自由基會造成 LDL 低密度膽固醇的氧化，其中 LDL-B 型是氧化的，LDL-A 型則是健康的。HDL 高密度膽固醇有著抗氧化物的清除作用，LDL-A 型低密度膽固醇有修復自由基造成的損傷的作用。所以總的來說，膽固醇有著抗氧化的作用，可修復自由基損傷。

你的身體產生更多的膽固醇，來對付引起炎症的食物（糖類、澱粉和植物油：OMEGA-6），以修復血管中造成的損傷。膽固醇就是你的朋友。

總結來說，膽固醇有助於人體減少炎症，增強我們的免疫系統，控制我們的情緒，調節我們的新陳代謝，改善性功能。

我們的身體需要優質膽固醇，有助於我們身體保持健康狀態。沒有膽固醇，我們就無法生存。當你在食物中避免吃膽固醇的時候，你的肝臟就會本能地產生更多的膽固醇，來滿足身體的需求。長此以往，你的肝臟將會積勞成疾。

對於吃高糖、高澱粉、高植物油、低脂飲食的大多數人來說，血脂報告經常會出現以下結果：高密度脂蛋白膽固醇偏低，低密度脂蛋白膽固醇偏高（主要是 B 型氧化膽固醇），三酸甘油脂高，膽固醇總量高。其他的副作用會是代謝症狀，如超重、高血糖、高血壓、糖尿病等。

膽固醇是人體的重要構造材料。只有氧化膽固醇（低密度脂蛋白 B 型氧化膽固醇）是危險的。膽固醇氧化通常會導致動脈阻塞和炎症，其主要原因是飲食中攝入了過多的糖分和澱粉，在消化時轉化成了葡萄糖，以及植物油（OMEGA-6）而導致了炎症。

換句話說，要注意根本原因，從你的飲食中去掉糖類和澱粉，食用優質油脂，如橄欖油、奶油、椰子油和天然動物脂肪等。你的血液膽固醇品質最

終會改善的。

如果你的醫生建議你吃降膽固醇的藥物，那你就必須讓他們告訴你這些藥物可能帶來的副作用。另外，要求他們以天然的治療方法去醫治，拒絕藥物治療。

沒有任何藥物能達到健康的血脂水準而不產生副作用，並同時擁有較高的高密度脂蛋白膽固醇、較低的 B 型低密度脂蛋白膽固醇和三酸甘油脂。

要達到這個健康的數值，改變你的飲食方式是唯一的途徑。

你的身體需要的東西

我們的身體無法自行製造一些必要的物質，因此需要從食物中攝取，其中包括 13 種維生素（註 1）和 15 種礦物質（註 2）。這些物質我們只需要很少的量，因此你基本上感覺不到它們的存在。它們只占了我們飲食中的 1%，剩下的 99% 是蛋白質、脂肪或者碳水化合物。

我們也需要 9 種氨基酸（註 3）以製造蛋白質以及 2 種脂肪酸（註 4）。大多數人都能在包含約 9% 蛋白質的飲食中滿足這些要求。

因此，如果 10% 的飲食就能滿足我們身體組成部分的要求，那剩下的 90% 有什麼作用？答案是燃料。身體是化學機器，需要燃燒燃料來保持心臟、大腦、肌肉和其他器官的正常運轉。若要滿足能量需求，身體本身可以燃燒蛋白質、脂肪或者碳水化合物。

註 1：維生素 A、維生素 C、維生素 D、維生素 E、維生素 K、維生素 B1（硫胺素）、維生素 B2（核黃素）、維生素 B3（菸酸）、維生素 B6、維生素 B7（生物素）、泛酸、葉酸鹽（葉酸和 B9）和維生素 B12（氰鈷胺）。

註 2：包括礦物質：鈣、氯化物、鎂、磷酸、鉀和鈉；和微量元素：鉻、銅、氟化物、碘、鐵、錳、鉬、硒和鋅。

註 3：基本氨基酸：組氨酸、異亮氨酸、亮氨酸、賴氨酸、蛋氨酸、苯基本氨酸、蘇氨酸、色氨酸和纈氨酸。

註 4：基本脂肪酸（EFA）為：α - 亞麻酸（OMEGA-3）和亞油酸（OMEGA-6）。

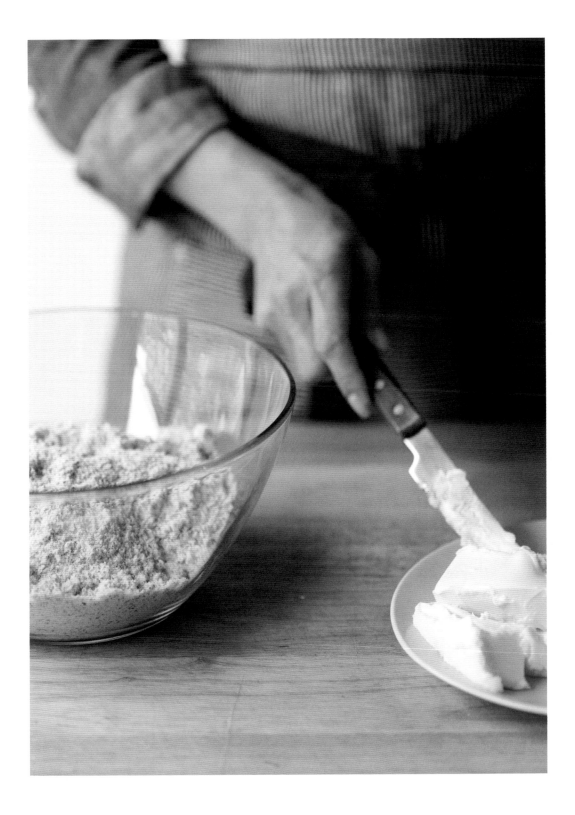

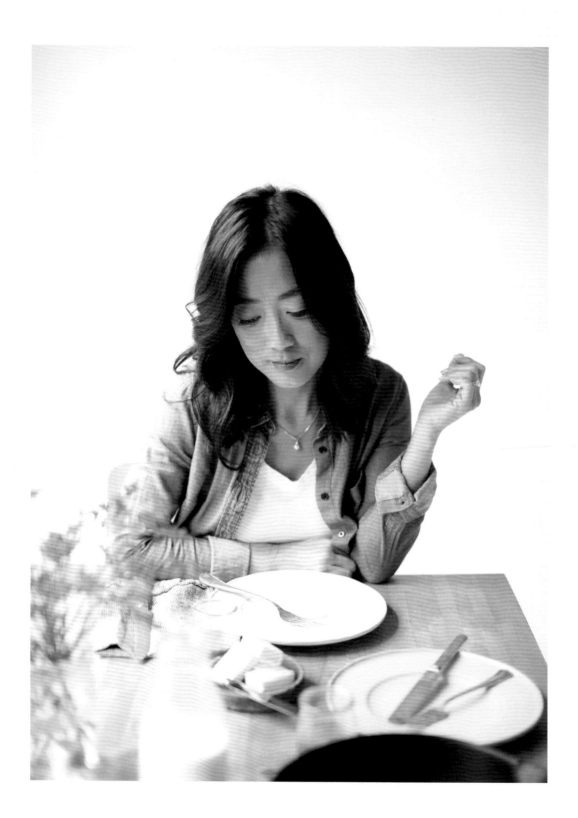

你的身體不需要的東西

在 3 種能量來源中，我們的身體不需要的是碳水化合物。你可能聽說過或者從哪裡讀到過你必須在飲食中攝入一部分碳水化合物的言論，下面我將推翻人們贊同吃碳水化合物的 4 個常見的迷思。

迷思1 你身體的某些部分，尤其是你的大腦，需要葡萄糖提供能量，而葡萄糖在你身體消化和吸收碳水化合物時產生。

真相1 你的大腦靠酮（來自於脂肪），而不是葡萄糖（來自於碳水化合物），就可以正常工作。不僅如此，你的身體還能從蛋白質和脂肪中獲取充足的葡萄糖，輸送給那些必須使用葡萄糖的細胞。

迷思2 水果是健康的碳水化合物，你需要吃水果來獲得很多必要的營養元素。

真相2 幾乎所有的水果都有很高比例的果糖（糖）。雖然水果提供一些纖維和營養，可是那些必需的營養元素是可以從肉類、綠葉蔬菜、乳製品和其他食物中攝取的。

迷思3　典型的食物金字塔，是以碳水化合物作為主要的日常熱量基礎，中間是蛋白質，而將脂肪限制在頂部一點點。因為它是由政府機構和衛生組織認可的，所以肯定是正確的。

真相3　傳統的食物金字塔是錯誤且顛倒的。脂肪是我們身體最理想的燃料來源，應該成為你飲食的主要部分。在金字塔中間是適量的蛋白質，碳水化合物應該限制在頂部。脂肪才是理想的身體燃料來源，它對我們有益而無害。用脂肪取代碳水化合物是更健康的選擇。

迷思4　吃脂肪會讓你變胖！

真相4　吃碳水化合物才會讓你變胖！我們的身體會將吃進去的碳水化合物轉變成葡萄糖，胰島素效率很高，會把多餘的糖堆積成脂肪儲存起來。在沒有碳水化合物時，脂肪不是以脂肪形式儲存，而是作為高效率燃料燃燒。

達到成功需要進行的數學計算

開始這個新的飲食習慣時，最重要的是要針對個人的情況進行某些計算，以了解身體實際上所需要的，以便能成功的執行生酮飲食。

為了讓你的身體達到生酮狀態，碳水化合物的每日攝取量必須設在 50 克以下，而糖尿病患者的碳水化合物每日攝取量的上限為 20 克。

主要的熱量巨量營養素比例通常是 75% 脂肪、20% 蛋白質和 5% 碳水化合物。脂肪可以設定在 70~80% 之間，蛋白質在 15~25% 之間，取決於你的身體狀況而定。

好消息是，你不需要計算卡路里。然而最好開始追蹤你的巨量營養素，以確保這些主要的巨量營養素是按照正確的比例分配。

有一個簡單的公式，可以算出一個最適合你的脂肪量和蛋白質量。在此之前，你要先把一天的攝取量給記錄下來。日子久了，你將會本能的知道一個概量，那時就不必再進行計算並記錄了。

首先，選定你的理想體重。通常你的腦子會立馬出現一個數字，你可以回想你感覺最好的時候。可能是你 20 來歲時，可能是 10 幾歲時，也可能是你準備參加某個特定場合或特殊活動的時候。

算出以克為單位的脂肪量，將以公斤為單位的理想體重乘以 3，按這個量或較少的量來吃，直到吃飽。

算出以克為單位的蛋白質，將以公斤為單位的理想體重乘以 1，按這個量或較少的量來吃，直到你吃飽。

如果你的理想體重是 50 公斤，那你每天要攝取 150 克的脂肪（大概 11.5 湯匙脂肪，包括肉類、海鮮或乳製品中的脂肪）和 50 克蛋白質（約 200 克重的肉、雞肉或海鮮）。

用你理想的體重數字為基礎來計算攝入量，儘管你還沒達到理想的體重。

計算好了之後，開始一起享受美食吧！

★ 註：可點選以下連結，計算你的飲食建議量：
https://www.cookinginspiredbylove.com/keto-calculator/

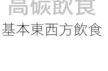

高碳飲食

基本東西方飲食

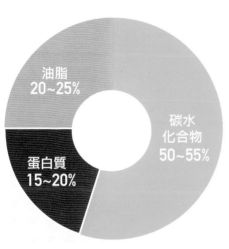

生酮飲食

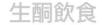

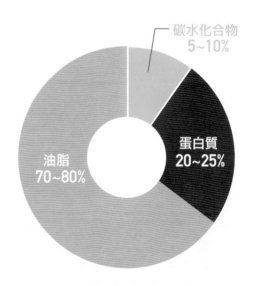

脂肪： 為了達到這個百分比，儘量多吃優質脂肪，直至滿足。優質脂肪包括：奶油、橄欖油、椰子油、豬油、酪梨、乳酪、雞蛋、培根、堅果和鮮奶油。

蛋白質： 至於蛋白質，用 7 克作為參考，每 30 克重的蛋白質食物等同於大約 7 克蛋白質。一塊掌心大小的肉、雞肉、魚或豆腐大約 90 克重，等同於大約 21 克蛋白質。

碳水化合物： 碳水化合物會很快積累起來，所以需要更嚴格。最多 50 克，大部分要來自於綠葉蔬菜、一些乳製品和時令莓果。

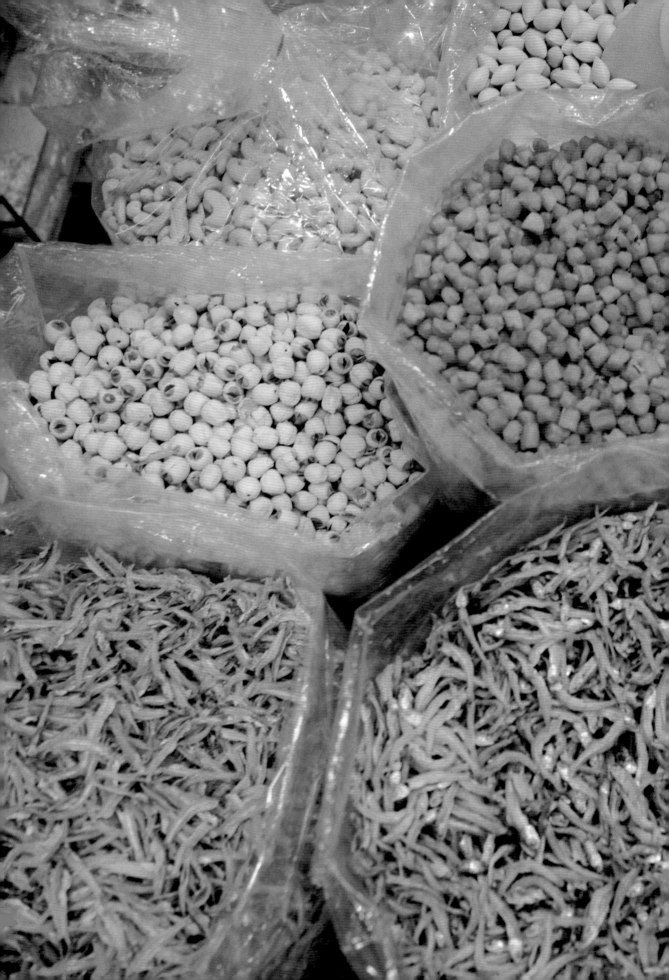

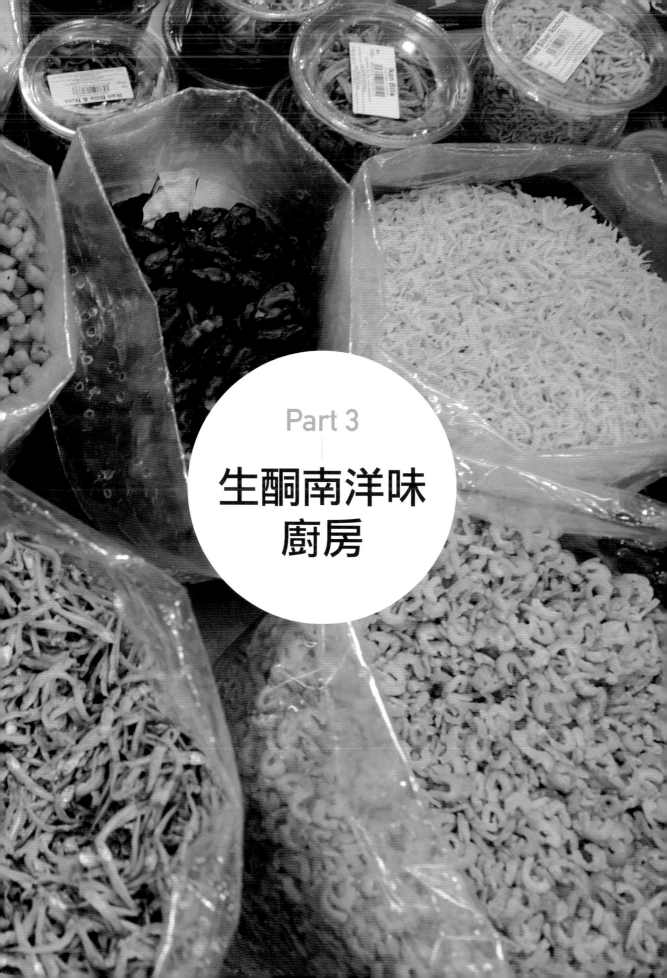

Part 3

生酮南洋味
廚房

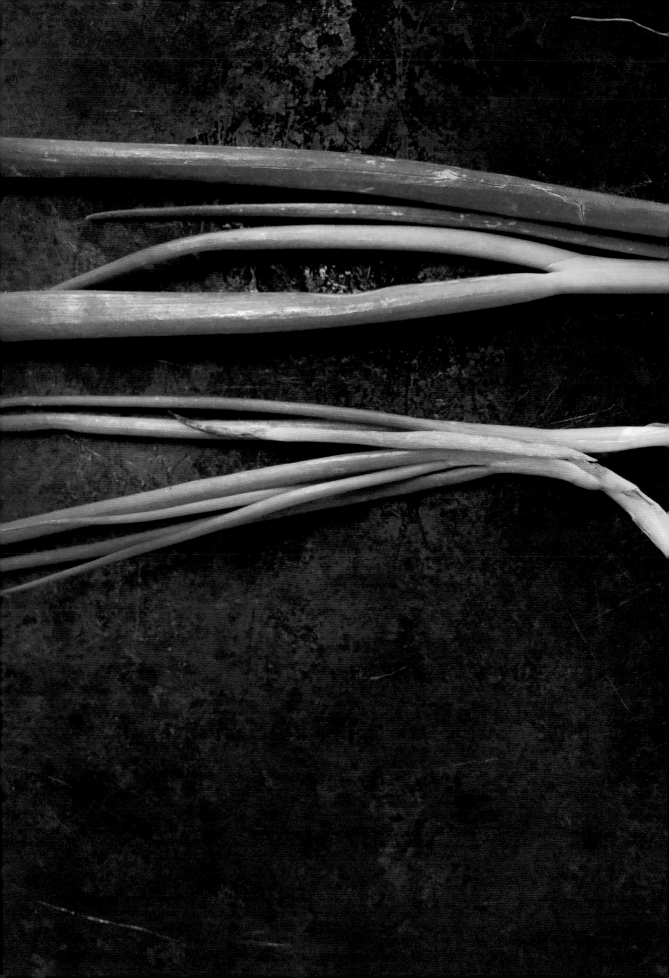

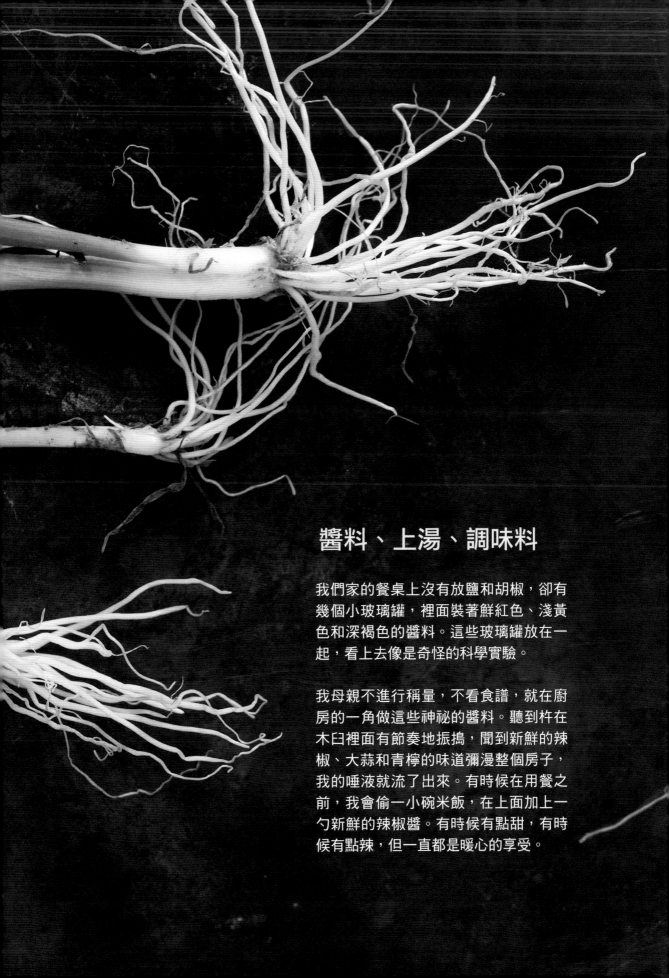

醬料、上湯、調味料

我們家的餐桌上沒有放鹽和胡椒，卻有
幾個小玻璃罐，裡面裝著鮮紅色、淺黃
色和深褐色的醬料。這些玻璃罐放在一
起，看上去像是奇怪的科學實驗。

我母親不進行稱量，不看食譜，就在廚
房的一角做這些神祕的醬料。聽到杵在
木臼裡面有節奏地振搗，聞到新鮮的辣
椒、大蒜和青檸的味道彌漫整個房子，
我的唾液就流了出來。有時候在用餐之
前，我會偷一小碗米飯，在上面加上一
勺新鮮的辣椒醬。有時候有點甜，有時
候有點辣，但一直都是暖心的享受。

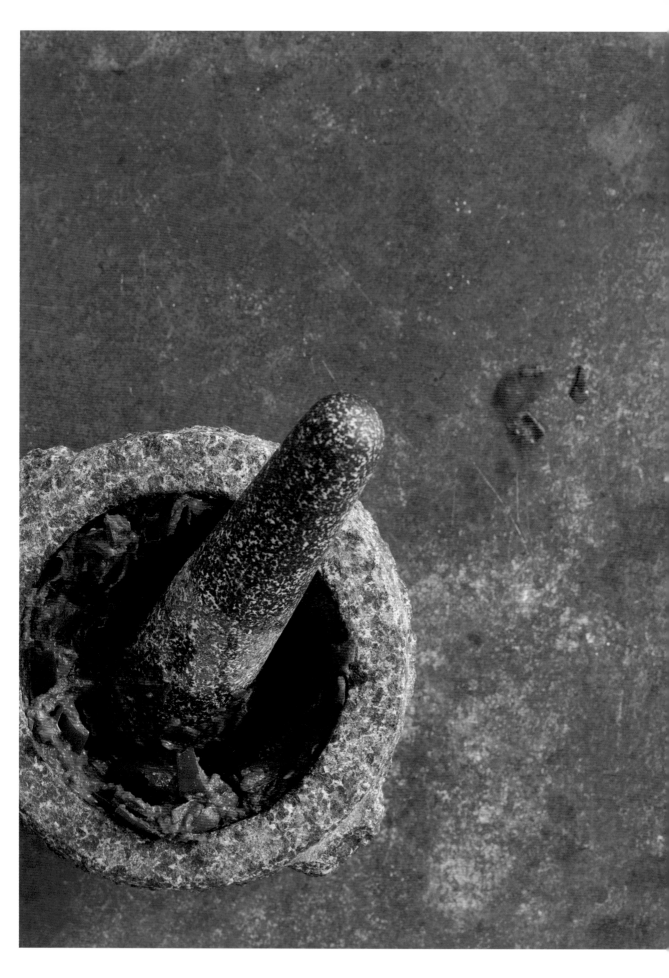

辣椒醬
CHILI PASTE

辣椒醬做起來很容易。你可以提前把辣椒醬做好,當做調味料或蘸醬來吃。

辣椒醬含有亞洲食譜的辣味精髓,只需要一小撮就夠了。

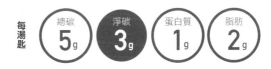

| 每湯匙 | 總碳 5g | 淨碳 3g | 蛋白質 1g | 脂肪 2g |

- 準備時間:**10** 分鐘
- 烹飪時間:**15** 分鐘
- 份　　量:**3/4** 杯

材料

- 20 個(10g)乾紅辣椒,去籽,放在熱水中浸泡 15 分鐘
- 2 個新鮮紅辣椒,去籽,剁碎
- 1 個紅蔥(★),剁碎
- 1 湯匙橄欖油,加 1 茶匙用來炒
- 1/4 茶匙鹽

作法

1. 用小型食品加工器來研磨辣椒醬的所有配料,直至磨碎。在小鍋裡加熱 1 茶匙油,翻炒辣椒醬,直至冒出香氣,大約 5 分鐘。
2. 將辣椒醬裝在密閉的容器裡,放到冰箱裡保存起來,可保存一個月。

★ 編注:指的是 shallot,通常譯為紅蔥。圓形,個頭比洋蔥略小,味道比較像台灣常用的紅蔥頭。

大蒜辣醬
GARLIC CHILI SAUCE

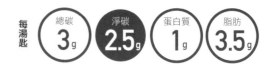

每湯匙

總碳 **3**g

淨碳 **2.5**g

蛋白質 **1**g

脂肪 **3.5**g

大蒜辣醬是醃菜、塗抹醬和蘸醬的祕密調味料，它蘊含著強烈豐富的口味。每次只需用一點就足夠。不要一次加太多，不夠再往上加！

- 準備時間：**10** 分鐘
- 烹飪時間：**15** 分鐘
- 份　　量：**3/4** 杯

▎材料

- 3 湯匙橄欖油
- 1 個大蒜頭（50 克），剝皮，剁碎
- 2 個紅蔥（45 克），剝皮，切成片
- 3/4 杯（100 克）紅辣椒，去籽，剁碎
- 1/4 杯米醋
- 1/2 茶匙木糖醇
- 1 湯匙魚露（或日本醬油）
- 鹽

▎作法

1. 在中型平底鍋中，將油加熱，加入蒜和紅蔥。用中火翻炒 1 分鐘，或直至冒出香味。

2. 加入辣椒、米醋和木糖醇。混合好，煨大約 5 分鐘。將鍋子從爐子上移開，讓醬料完全冷卻。

3. 將辣椒醬放到攪拌器裡面攪拌均勻。嘗嘗辣椒醬，依各人口味可以多加些醋、魚露和鹽。將辣椒醬倒入乾淨的密閉罐子裡面，冷藏起來可保存一個月。

參巴馬來盞
（參巴辣醬）
SAMBAL BELACAN

每湯匙	總碳	淨碳	蛋白質	脂肪
	2g	1.4g	1g	2g

■ 準備時間：**15** 分鐘

■ 烹飪時間：**10** 分鐘

■ 份　　量：**1/2** 杯

參巴馬來盞（參巴辣醬）為菜肴增添一種鹹鹹、甜甜的刺激辣味，能激發出任何菜肴的香味。一點點參巴馬來盞就讓人回味無窮。加上大量的檸檬汁，也會讓它變成絕妙的蘸醬。

▌材料

- 1 湯匙峇拉煎蝦醬
- 1/2 杯紅辣椒（100 g），去籽，切成片
- 2 湯匙檸檬汁
- 1 茶匙木糖醇
- 1/4 茶匙鹽
- 1 湯匙橄欖油

▌作法

1. 中小火加熱平底鍋，乾烤峇拉煎蝦醬，直至冒出香味。烘烤之後，峇拉煎蝦醬會變乾、粉化。
2. 在食物調理機裡面加入烘烤過的峇拉煎蝦醬、辣椒、檸檬汁、木糖醇、鹽和橄欖油，用瞬轉（pulse）方式攪打成醬。
3. 裝到罐子內，保存在冰箱裡面，可保存一個月。

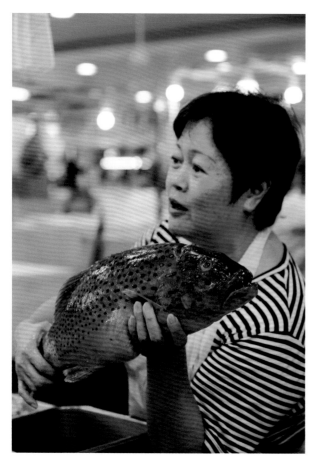

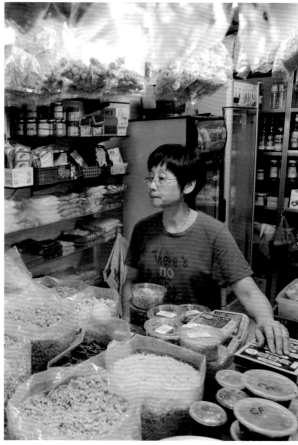

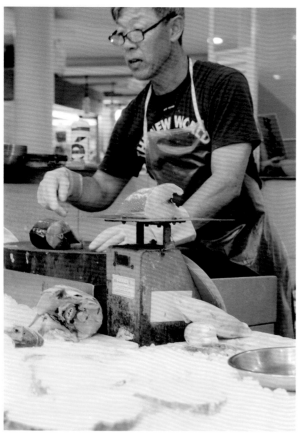

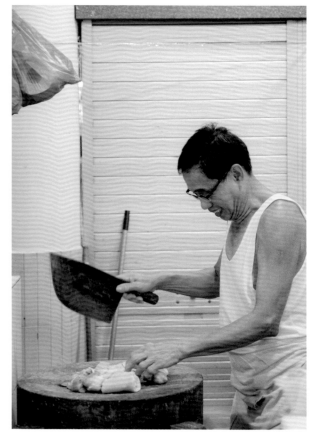

海鮮醬
HOISIN SAUCE

每湯匙

總碳 **1.6**g

淨碳 **1**g

蛋白質 **1**g

脂肪 **3.5**g

■ 烹飪時間：**10** 分鐘
■ 份　　量：**1/2** 杯

海鮮醬在中國南方的烹飪中非常流行，但瓶裝的醬料往往裝的都是糖和防腐劑。一旦你試過這個食譜，你就再也不會回去買商店裡面的那些了。這種海鮮醬味道更好，還很低碳，適合糖尿病人。用這種醬料來給豬肉、雞肉或牛肉上色或醃泡，也可以用作蘸料。

配料

- 3 湯匙日本醬油
- 2 湯匙不加糖的杏仁醬
- 2 茶匙木糖醇
- 2 茶匙蘋果醋
- 2 茶匙芝麻油
- 1 茶匙日本味噌

- 1 茶匙自製辣椒醬
- 1/2 茶匙五香粉
- 1/2 茶匙黃原膠（★）
- 1/4 茶匙黑胡椒粉
- 1 個蒜瓣

作法

1. 將所有材料放入小型食物調理機裡面進行加工直至滑潤。保存在密閉的容器中，放入冰箱，可存放 2 周以內。

★ 編注：黃原膠（xanthan gum）又名三仙膠、漢生膠、山羊膠，是一種食品增稠劑。

蝦湯
SHRIMP STOCK

在我生活的洛磯山脈，很難找到帶頭的蝦。由於在市場上買不到，所以當我在做其他蝦料理時，我會收集未烹煮的蝦殼並冷凍起來。一旦我積攢了 5 ~ 6 公斤蝦殼，我就會熬一大鍋蝦湯，分成小份冷凍，當想要吃蝦湯麵的時候，隨時可以用。

▌配料

- 4 湯匙橄欖油
- 從約 450g 明蝦身上取出的蝦殼和蝦頭
- 3 個蒜瓣，拍碎
- 水適量
- 6 杯雞湯或豬骨湯

▌作法

1. 在大鍋或炒鍋裡面熱油，放入所有的蝦殼、蝦頭和大蒜。用中大火翻炒 8~10 分鐘，至芳香酥脆。
2. 加上足以蓋滿蝦殼的水，燉上 60 分鐘，每 10 分鐘左右攪拌一次。
3. 大約 30 分鐘，當水減少後，加入雞湯或豬骨湯，再燉上 30 分鐘。
4. 湯做好後放涼、過濾，去掉蝦殼，將蝦湯分成小份保存在密閉的容器或冷凍袋裡面，冰凍起來。

★ 祕訣：有一個妙招是將蝦湯分小份裝到冷凍袋裡面，密封起來，接著平放在烤盤上冷凍。這樣的話，蝦湯占據的空間就少一些，且更快解凍。

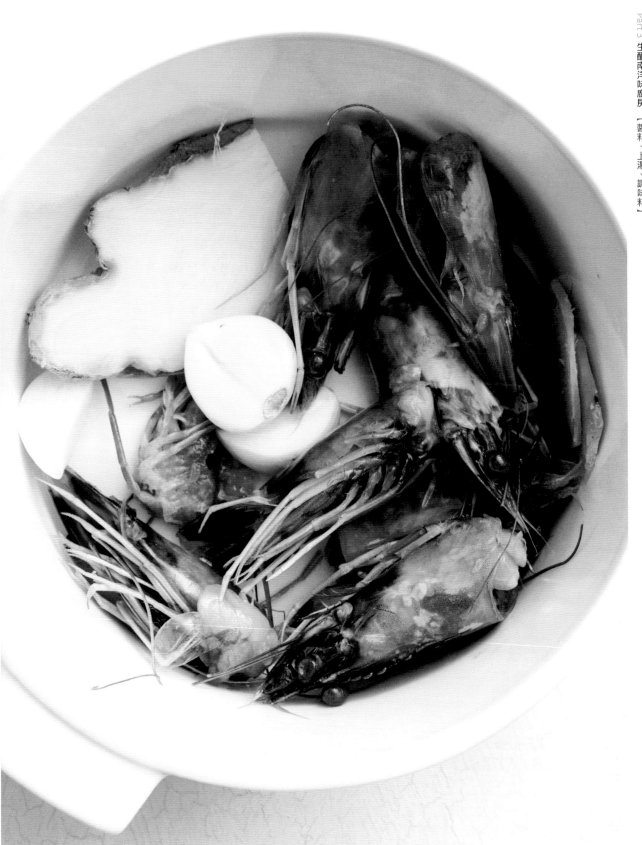

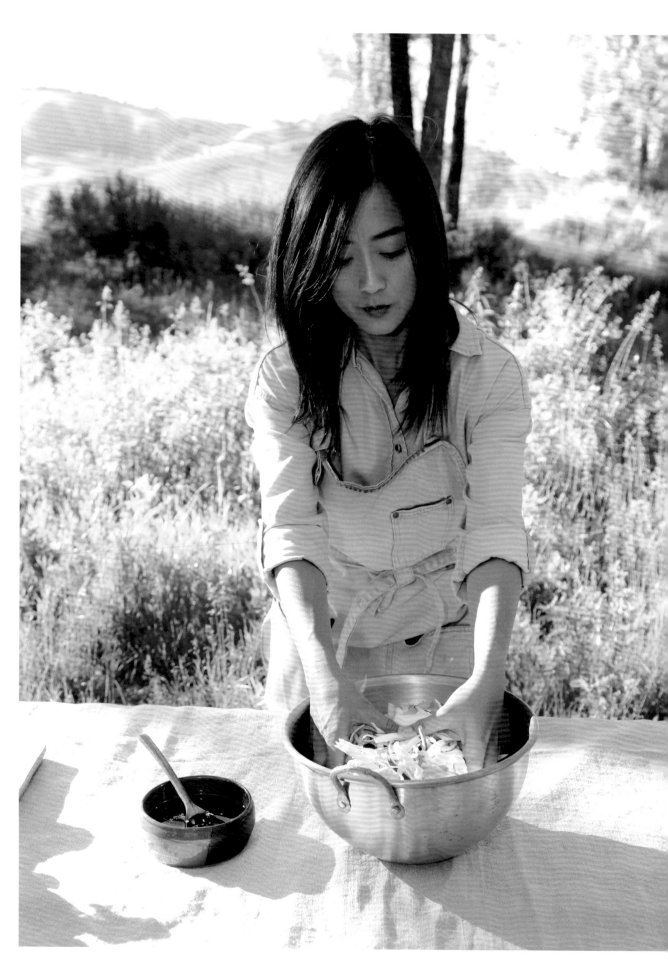

亞洲生菜沙拉
ASIAN SLAW

| 每份 | 總碳 12g | 淨碳 8g | 蛋白質 3g | 脂肪 20g |

- 準備時間：**20** 分鐘
- 份　　量：**8** 人份

傳統上來說，亞洲人一般不生吃大量的蔬菜，但是會吃很多發酵蔬菜。而這個亞洲生菜沙拉是生鮮蔬菜和發酵蔬菜之間的混合菜肴。調料放的時間越長，口味結合得越到位，蔬菜就越會用本身的汁液來「烹煮」或發酵。

沙拉材料

- 1 個大小中等（約 900 克）高麗菜，切成細絲
- 1 個小型紅洋蔥，切成細絲
- 2 根青蔥，斜切成薄片
- 1/2 杯紅甜椒，切成細絲
- 1/2 杯黃甜椒，切成細絲
- 1/4 杯香菜葉
- 1/4 杯薄荷葉，切成細絲
- 2 湯匙白芝麻

調料材料

- 1/2 杯橄欖油
- 2 湯匙芝麻油
- 2 湯匙蘋果醋
- 2 湯匙花生醬
- 3 公分長的生薑塊，剁成薑末
- 1/4 杯檸檬汁
- 1/4 杯日本醬油（或低碳醬油）
- 1 茶匙鹽
- 1/2 茶匙黑胡椒粉

作法

1. 在小碗中，將調味料、食材攪拌好，放在一旁備用。
2. 在大碗中，將捲心菜沙拉配料放在一起。上菜之前一小時，將調味料倒在蔬菜上，搖動大碗，讓食材混合。把它放在冰箱裡面，讓味道融合起來。

泡菜
KIMCHI

每份
總碳 **7** g
淨碳 **7** g
蛋白質 **3** g
脂肪 **1** g

泡菜是一種發酵蔬菜，通常使用白菜來做。泡菜培養出的益生菌有助於改善消化系統和整個腸胃的健康。除了非常有益於健康之外，泡菜還特別地好吃。在每一餐，泡菜都是又辣又香的佐料。
我嘗試過各種食譜，但我的弟媳 Vivian 分享的這份食譜，做起來很容易，也好吃。

- 準備時間：**15** 分鐘
- 發酵時間：**24** 小時
- 份　　量：**12** 人份

▌配料

- 1/2 杯洋蔥，切碎
- 2 個蒜瓣
- 3 公分長的生薑塊
- 1 棵（約 600 克）大白菜，切成 3 公分片狀（或者 1 個紅葉捲心菜）
- 1/4 杯鹽
- 水
- 2 棵青蔥，剁碎
- 4 湯匙魚露
- 4 湯匙韓國辣椒粉

▌作法

1. 將洋蔥、蒜和生薑放在食物處理器中，打磨至形成濃稠的醬料。放一邊待用。
2. 將白菜放在大碗中。灑上鹽和足量的水，覆蓋住白菜。將白菜放在室溫下兩小時。
3. 將白菜用水沖洗乾淨，濾乾水分，放上一小時。
4. 將晾乾的白菜放到大碗裡，加上洋蔥醬、青蔥、魚露和辣椒粉，攪拌均勻。將泡菜放到乾淨的玻璃容器中，放到冰箱裡面保存一天。泡菜第二天就可以吃了，可以在冰箱裡面存放 1 個月。

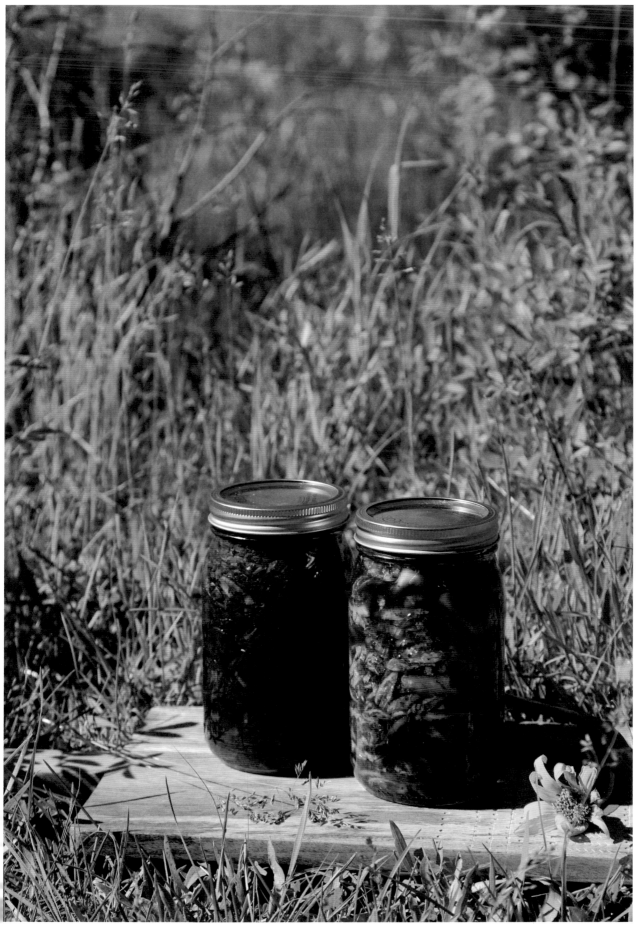

早餐與蛋

當我還是個小女孩時，奶奶在新加坡北部有一個農場。
一大早，在奶奶的農田上，兄弟們和我都會興致勃勃地幫奶奶收集雞蛋和鴨蛋，剛剛下的蛋熱乎乎的，蛋殼還是軟的。

奶奶說：「蛋還熱著的時候，放在臉上滾一滾。你長大的時候，皮膚就會跟雞蛋一樣光滑，小心點不要把雞蛋打散了。」剛下的蛋是那麼地熱乎，那麼的柔軟。我會輕輕地在自己的臉上滾來滾去，接著把雞蛋放在籃子裡。然後我們就把自己喜歡的蛋挑出來當早餐。

我喜歡吃深黃色的水煮蛋黃。我把雞蛋打散，放在碗裡面，加上幾滴醬油，稍微攪拌一下，吸溜一下吃到嘴裡面。我小時候就開始體驗農場新鮮的雞蛋，我很感恩如今又能夠帶著同樣的感激之情再吃雞蛋。

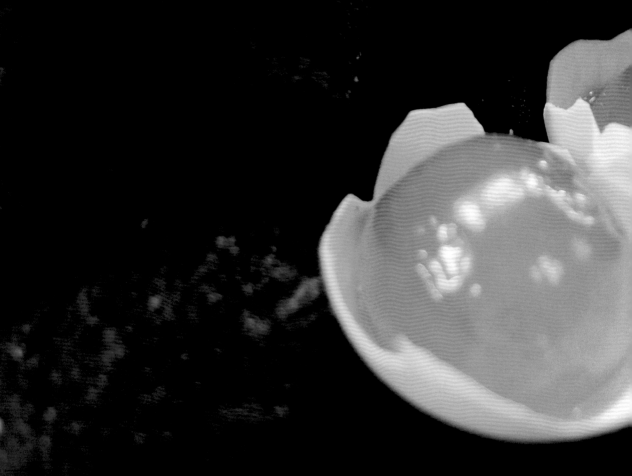

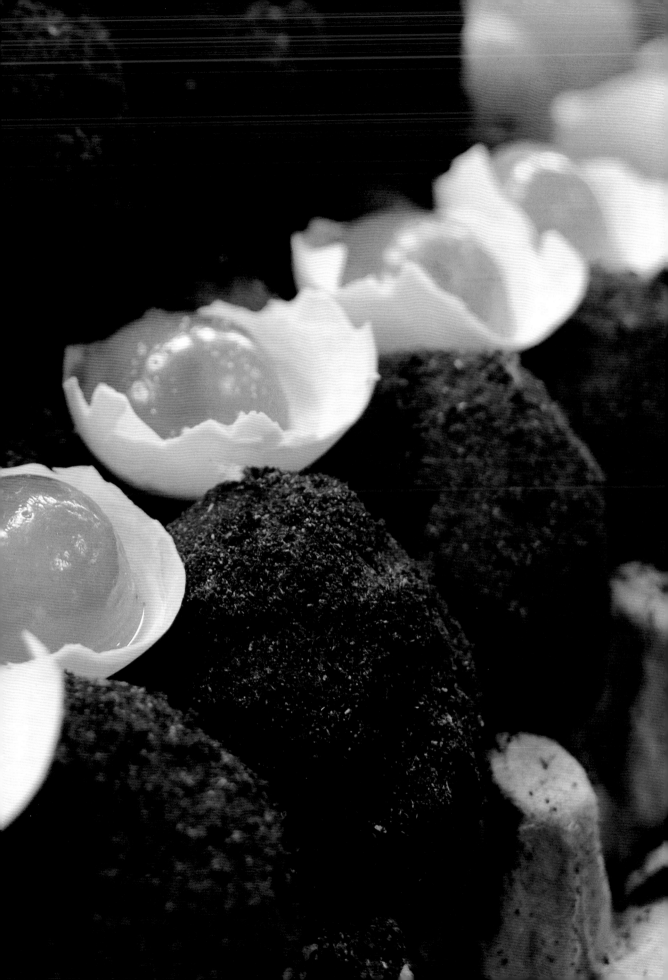

生熟蛋
SOFT BOILED EGG

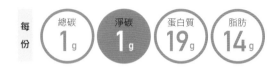

每份

總碳	淨碳	蛋白質	脂肪
1g	1g	19g	14g

- 烹飪時間：**6.5** 分鐘
- 份　　量：**1** 份

早上吃著美味的雞蛋時，讓我想起了奶奶的農場。我會看著她將煮沸的水倒入小鍋裡的雞蛋，蓋上鍋蓋讓它靜待 6~7 分鐘，我就坐在木凳上耐心的等雞蛋慢慢煮熟。

奶奶會輕輕地將雞蛋在木桌上敲打，熟練地剝開煮得恰到好處的半生熟雞蛋。她會加一小茶匙醬油和白胡椒粉，拌一下，帶著期望遞到我手裡。我呼嚕一下將一碗熱氣騰騰的雞蛋吃得一乾二淨，就像直接一口乾完威士忌一樣。奶奶就會咯咯一笑。她的雞蛋帶著愛的滋養填飽了我的肚子，我也看到雞蛋裡滿滿的都是奶奶那顆帶著愛的心。

▌材料

- 3 顆雞蛋，放在室溫
- 水
- 1/8 茶匙白胡椒粉
- 1/2 茶匙日本醬油

▌作法

1. 拿出一個足夠容納雞蛋的小鍋，加入 3/4 滿的水煮沸。
2. 水滾後，調成小火。用勺子輕輕地將每顆雞蛋放到到水裡。蓋上鍋蓋，熄火。讓它靜待 6 分半鐘。
3. 將冷水淋在煮熟的雞蛋上，翻滾一下讓雞蛋停止煮熟。將蛋殼打開成兩半，把雞蛋放到小碗裡面。用小茶匙將剩下的蛋白從蛋殼內刮到碗裡去。
4. 加上胡椒粉和醬油，馬上吃。

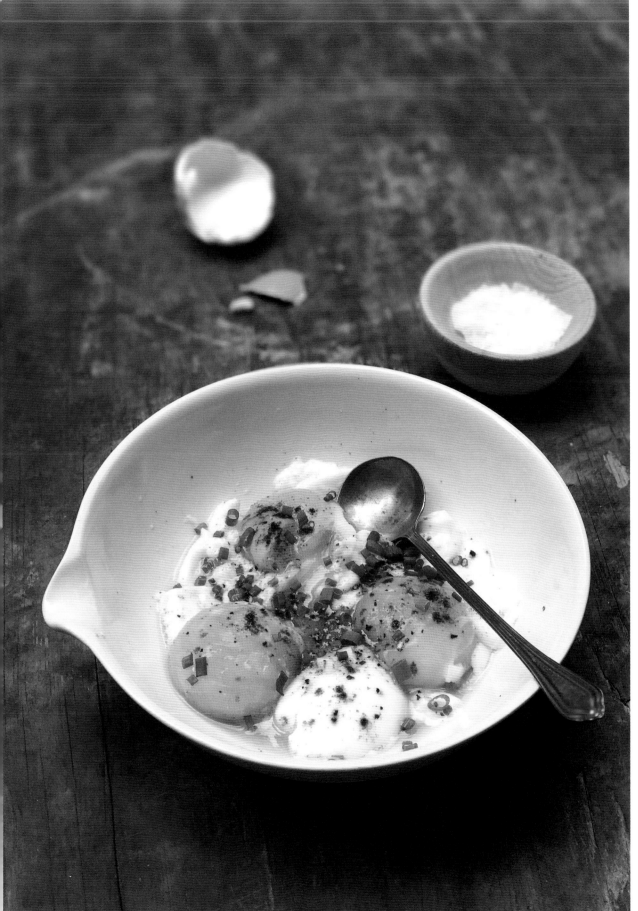

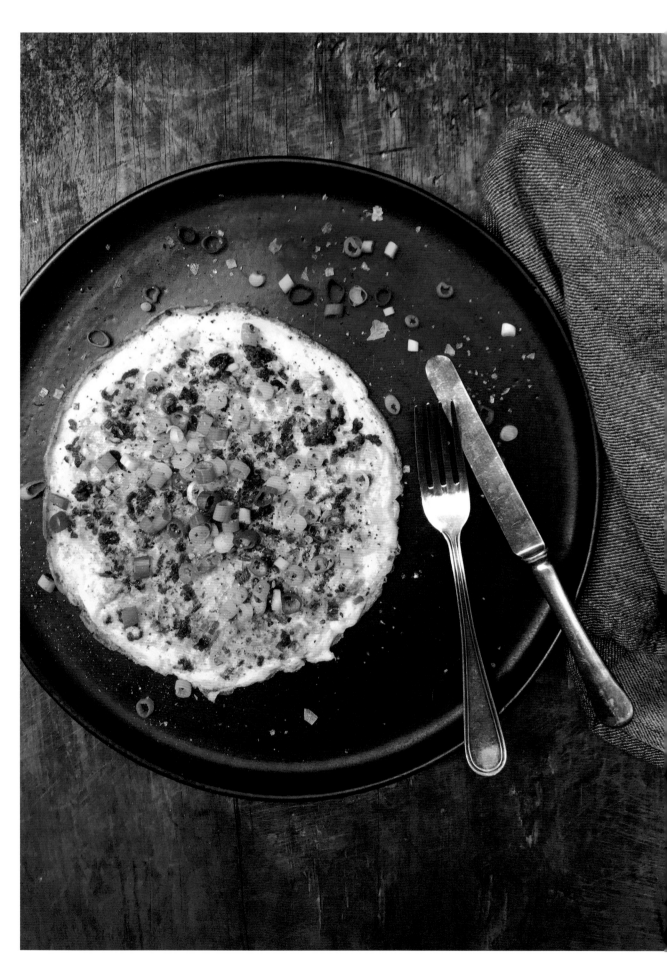

亞洲生酮煎蛋捲
ASIAN KETO OMELET

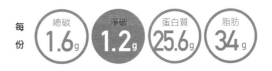

每份　總碳 **1.6**g　淨碳 **1.2**g　蛋白質 **25.6**g　脂肪 **34**g

我媽媽常常把這道菜作為下飯的美味小菜，有時候會將豬肉換成小蝦。這個煎蛋捲，無論是早餐、午餐還是晚餐，都很美味。我經常把煎蛋捲切成小片，在聚餐的時候作為「無麵包」的餐前小菜。

- 準備時間：**5** 分鐘
- 烹飪時間：**8** 分鐘
- 份　　量：**1** 份

▍材料

- 2 顆雞蛋，攪拌均勻
- 1/4 茶匙鹽
- 1/8 茶匙白胡椒粉
- 1/2 茶匙日本醬油
- 1/4 杯（50 克）豬絞肉
- 1 棵青蔥，切成片
- 1 湯匙椰子油

▍作法

1. 將雞蛋、鹽、白胡椒粉和醬油放在碗裡攪拌，直至蓬鬆。在裡面拌上豬絞肉和青蔥，留一點兒青蔥做裝飾。
2. 在平底鍋裡面倒入椰子油，用中大火加熱。油熱的時候，倒入先前攪打好的雞蛋混合物。將火候調成小火，煎上 3 分鐘，不要攪拌，直至邊緣變脆。
3. 小心翼翼地將煎蛋捲翻過來，煎另一面 2~3 分鐘，直至中間處定型。
4. 挪到盤子裡，撒上剩下的蔥花。

花椰菜炒雞蛋
CAULIFLOWER AND EGG

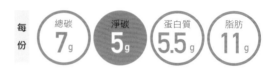

每份

總碳	淨碳	蛋白質	脂肪
7g	5g	5.5g	11g

- 準備時間：**20 分鐘**
- 烹飪時間：**20 分鐘**
- 份　　量：**6 人份**

這個食譜是從我母親想辦法讓兄弟們和我一起吃花椰菜開始的。她只是將番茄醬和雞蛋放在花椰菜上，我們就愛上了這道菜！每次她都會做一大份，而我們總是把它吃個精光。

幾十年後，老爸退休了，他決定要改良這道菜。我記得，父母會比較誰的版本做得比較好。當我吃下第一口的時候，他們會看著我臉上的表情，看我比較喜歡哪一盤。我從來都無法選擇，因為這兩盤菜是父母親愛的創作。

老爸去世之後，我一年左右都躲著不去做花椰菜炒雞蛋。每當想起做這道菜的時候，淚水就開始從我的臉上滾落下來。我去探望住在俄亥俄州的弟弟時，他和他妻子做了這道菜，很快我們都哭了。即便是幾年後的現在，吃起這道美味的花椰菜炒雞蛋，我仍然會哽咽。

當我開始將所有最喜歡的食譜改成生酮食譜的時候，我開始用新鮮的番茄糊和無糖的番茄醬取代番茄醬。這個用新鮮的番茄攪拌成的糊做成的味道，使這道菜變得更加好吃。它甚至會讓我幸福得熱淚盈眶……它真的太好吃了！

材料

- 1 個大番茄，切成塊
- 1 湯匙無糖番茄醬
- 4 湯匙豬油
- 1 個大小中等（約 600 克）的花椰菜，切成小花
- 1 湯匙大蒜，剁碎
- 1 湯匙日本醬油
- 1/4 茶匙鹽
- 1/2 茶匙胡椒粉
- 3 顆雞蛋
- 2 湯匙韭菜，切碎，用來裝飾
- 1/4 茶匙辣椒片，用來裝飾

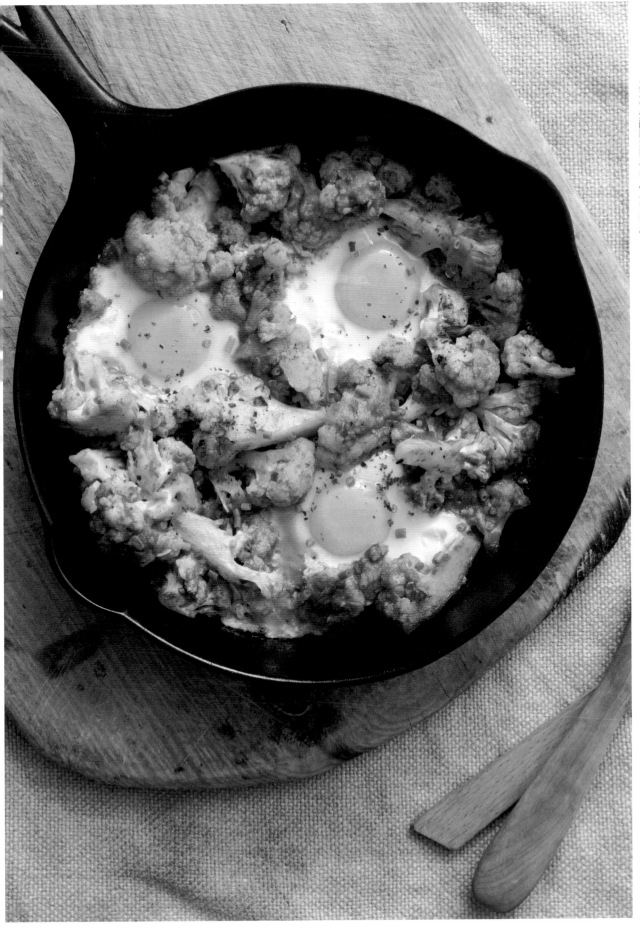

▌作法

1. 將番茄和番茄醬放入食物調理機中，打磨至形成濃稠的番茄糊，放置一旁備用。
2. 在大鍋或平底鍋裡面用中火加熱豬油，加入花椰菜後調成中大火煸炒，大概 8 分鐘後，花椰菜稍微變成棕色。
3. 加入番茄糊和大蒜，攪拌均勻。用中小火慢燉 5 分鐘左右。加入醬油、鹽和胡椒粉，拌勻。
4. 用勺子在花椰菜之間搗出 3 個孔，各打入 1 顆雞蛋，用小火燒 2 分鐘，直至蛋清定型，蛋黃半熟。你可以蓋上鍋蓋 1 分鐘來加速烹飪過程。
5. 當蛋白煮熟之後，撒上蔥花和辣椒片。吃前把花椰菜和蛋攪拌一起即可。

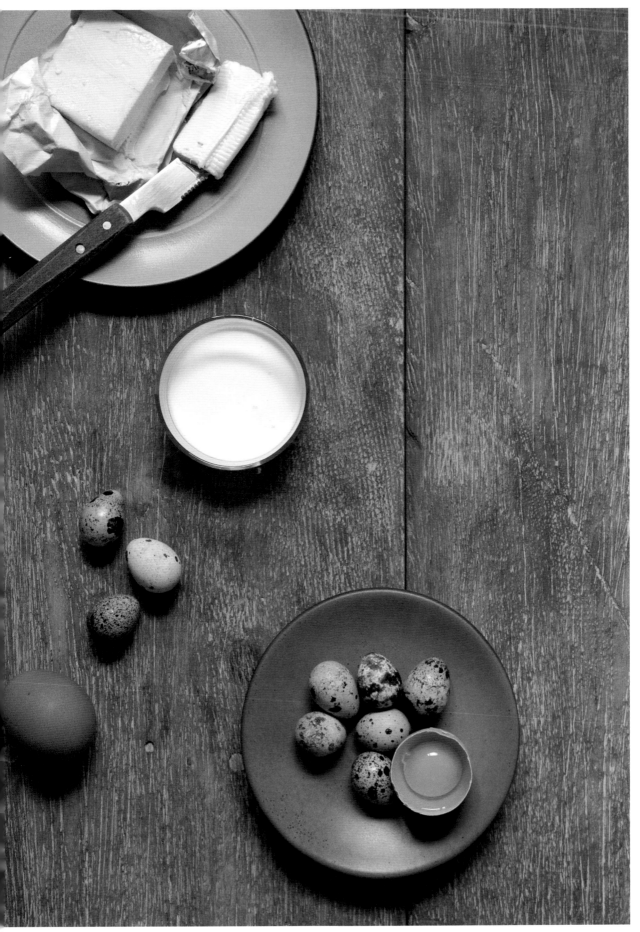

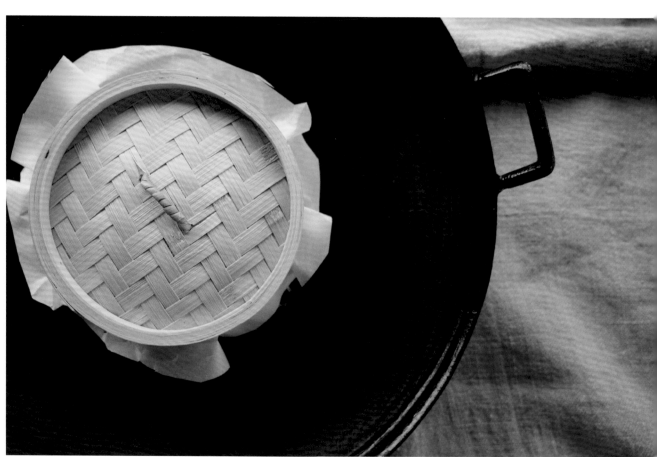

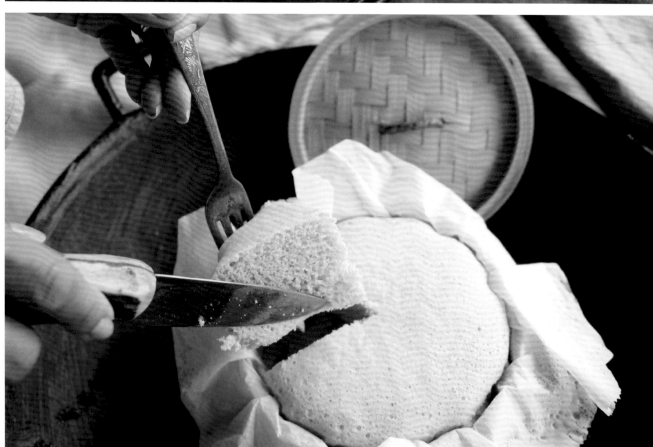

雞蛋糕
JI DAN GAO

每份	總碳 3.5g	淨碳 2g	蛋白質 6g	脂肪 7g

- 準備時間：**10** 分鐘
- 烹飪時間：**25** 分鐘
- 份　　量：**6** 人份

想吃傳統的雞蛋糕嗎？也可以用低碳的方式做喔！

這是一個非常簡單美味的海綿蛋糕，
常是傳統中式家庭的點心或早餐。我仍然想要享受雞蛋糕那種海綿般的質感，於是就用椰子粉代替白麵粉，為這個美味的蛋糕增添了一絲椰子香。

材料

- 1/4 杯椰子粉
- 2 湯匙原味乳清蛋白粉
- 1 茶匙泡打粉
- 1/4 茶匙鹽
- 4 顆雞蛋，室溫
- 1 茶匙木糖醇（可省略）
- 1/4 茶匙香草精
- 3 湯匙鮮奶油

作法

1. 在一個 6 吋的蛋糕盤內鋪上烤盤紙，在一個能裝下蛋糕盤的大鍋中放上金屬網架，加水到金屬網架下 1.5 公分。蓋上鍋蓋，用中火將水燒開。
2. 將椰子粉、蛋白粉、泡打粉和鹽一起過篩。
3. 將雞蛋放入攪拌碗裡，用電動攪拌器高速攪拌雞蛋 1 分鐘。加入木糖醇，繼續攪拌直至木糖醇溶解。
4. 慢慢將椰子粉混合物攪拌到蛋液中，加入香草精和鮮奶油一起攪拌。
5. 將蛋糊倒入準備好的蛋糕盤中。將蛋糕盤放在金屬網架上，下面是熱氣騰騰的水，蓋上鍋蓋。調至中火蒸 20~25 分鐘，或直到牙籤插入中心不會帶出任何蛋液為止。如果在烹飪過程中水蒸發乾了（看不到蒸汽冒出），小心朝鍋底加入煮沸的水。打開蓋子時要小心，不要讓蓋子上的水蒸汽滴在蛋糕糊上。

★ 提醒：如果使用不同大小的雞蛋，蛋液總體積應約為 1 杯。你也可以用杏仁香精代替香草香精。

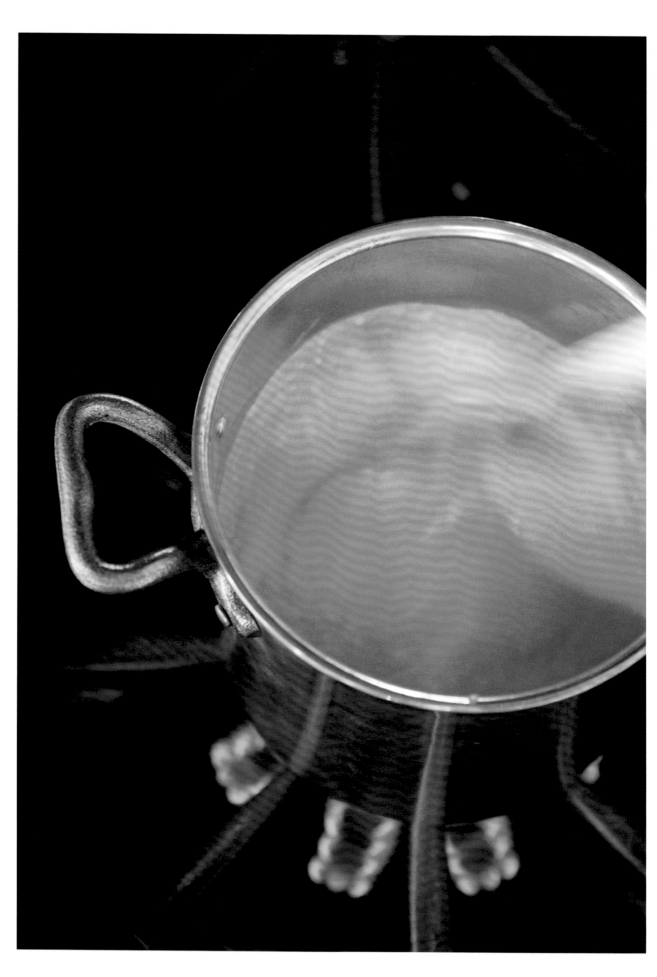

咖椰（椰子蛋醬）
KAYA-COCONUT EGG JAM

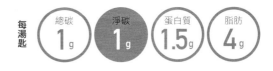

每湯匙

總碳	淨碳	蛋白質	脂肪
1 g	1 g	1.5 g	4 g

- 準備時間：**10 分鐘**
- 烹飪時間：**25 分鐘**
- 份　　量：約 **240 ml/16** 湯匙

8 歲的時候，我們住在大巴窰的一間非常狹小的公寓裡面。每當奶奶來探望時，兄弟們和我的心思全放在吃咖椰上，特別是她做的咖椰。

她會在廚房後面的地板上搭起一個炭爐。她坐在小木凳上，把煮咖椰的鍋放在紅通通的炭火上。她很有耐心地一隻手攪拌著咖椰醬，另一隻手用草編的扇子搧風。

「奶奶，做好了嗎？」我問道。

「沒那麼快。」她淡定地說，節奏平穩地攪拌著。

我們圍著廚房坐立不安，直到她最後宣佈：「做好了！」這一刻，兄弟們和我便往咖椰鍋子那裡衝過去，在吐司麵包上抹上厚厚一層香甜可口的咖椰醬，這就是我們最喜歡的早餐或零食。咖椰醬帶著美妙的香蘭葉香氣，這種味道難以用語言形容。

現在我用生酮的方式來做咖椰，將糖換成木糖醇，繼續在生酮麵包上享用咖椰。

材料

- 2 個大雞蛋
- 3 個蛋黃
- 2 湯匙木糖醇
- 1 罐（160ml）椰漿
- 3 大葉香蘭葉，或用 1/4 茶匙綠色香蘭香精（可以網購）

▍使用香蘭葉製作

1. 將香蘭葉切成 1.5 公分的細絲。把香蘭葉和椰漿放在食物調理機的缽中攪打,直至攪拌均勻。將混合物放在篩子中,用一個木勺子往下壓,從葉子中擠出全部汁液。
2. 將雞蛋、蛋黃和木糖醇放到香蘭椰漿中攪拌。把混合物倒入鍋中,用小火加熱,不斷攪拌大約 15~20 分鐘,直到咖椰變得濃稠。
3. 咖椰可能會有細小塊狀的奶油質地,我喜歡咖椰這種質地,因為它就像我奶奶做的一樣。如果你喜歡它滑潤一點,可以用篩網將咖椰過濾一下,或者用攪拌棒將咖椰攪拌成更細滑的質地。
4. 讓它完全冷卻,裝到潔淨的罐子裡,保存在冰箱裡,可保存一個月。

▍用香蘭香精製作

1. 將雞蛋、蛋黃和木糖醇放入不沾鍋中攪拌,直至攪拌均勻。加入椰漿和香蘭香精攪拌。
2. 小火燒熱不沾鍋,不斷攪拌大約 15~20 分鐘,直到咖椰變得濃稠。
3. 咖椰可能會有細小塊狀的奶油質地,我喜歡咖椰呈現這種質地,因為它就像奶奶做的一樣。如果你喜歡它滑潤一點,用篩網將咖椰過濾一下,或者用攪拌棒將咖椰攪拌成更幼滑的質地。
4. 讓它完全冷卻,裝到潔淨的罐子裡,保存在冰箱裡,可保存一個月。

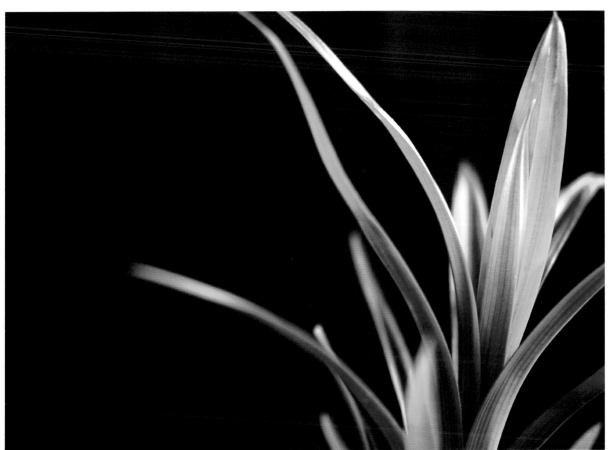

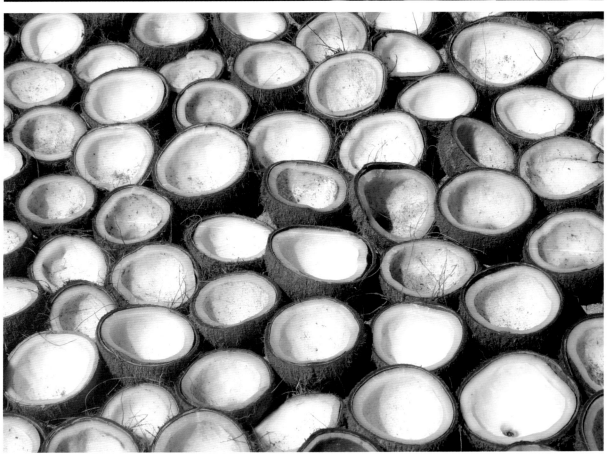

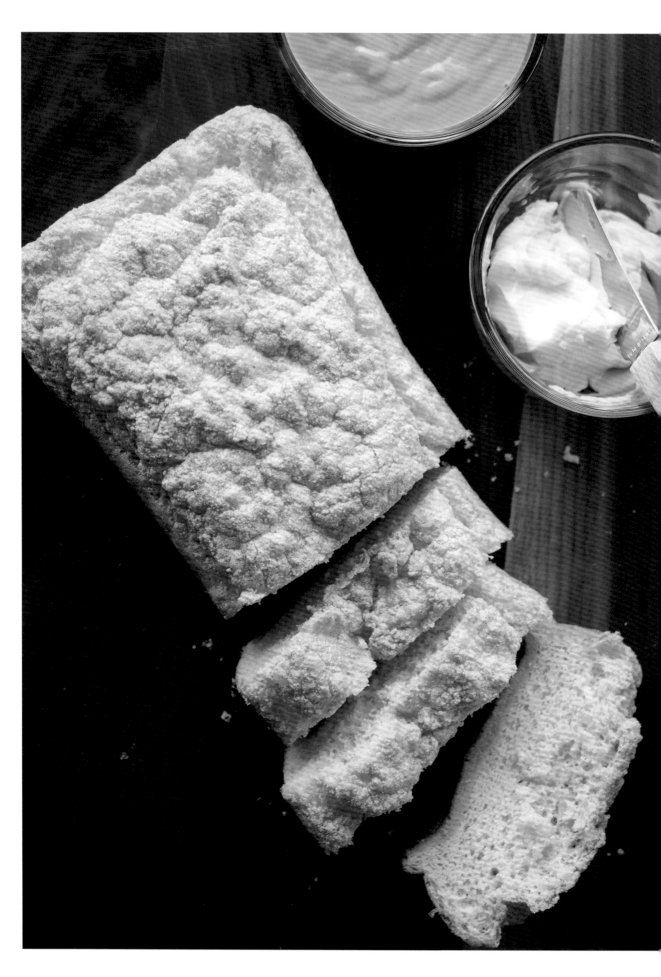

生酮麵包
KETO BREAD

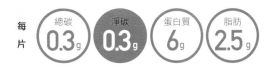

每片

總碳	淨碳	蛋白質	脂肪
0.3g	0.3g	6g	2.5g

- 準備時間：**15** 分鐘
- 烹飪時間：**30** 分鐘
- 份　　量：切成 **12** 片

這種生酮麵包幾乎不含碳水化合物。相比之下，常見的麵包每片含 13~16 克碳水化合物。我們用有營養的蛋白質和脂肪來替換掉麵包中常見的麵粉和穀物。生酮麵包新鮮出爐的時候，外皮是硬的，裡面柔軟，像麵團一樣，它可以作為完美的小吃或早餐。我們會在麵包上塗上大量的牛油和自製咖椰醬一起食用。

▌材料

- 6 顆雞蛋，蛋黃蛋白分開
- 1/2 杯原味乳清蛋白粉
- 1/2 茶匙鹽

▌作法

1. 將烤箱預熱到 160℃。烤架放置在烤箱最低一層。
2. 在大碗中攪拌蛋清，直至硬性發泡（★），在另一個碗裡將蛋黃、乳清蛋白粉和鹽混合在一起。
3. 輕輕地將蛋白分批拌入蛋黃混合物中，直至混合均勻。將混合物倒入塗了油的麵包烤模中烘烤大約 30 分鐘，或直到竹籤插入中心不會帶出任何蛋液為止。

★ 提醒：我在海拔 6,200 公尺高的地方烘烤生酮麵包時，只花了 25 分鐘。

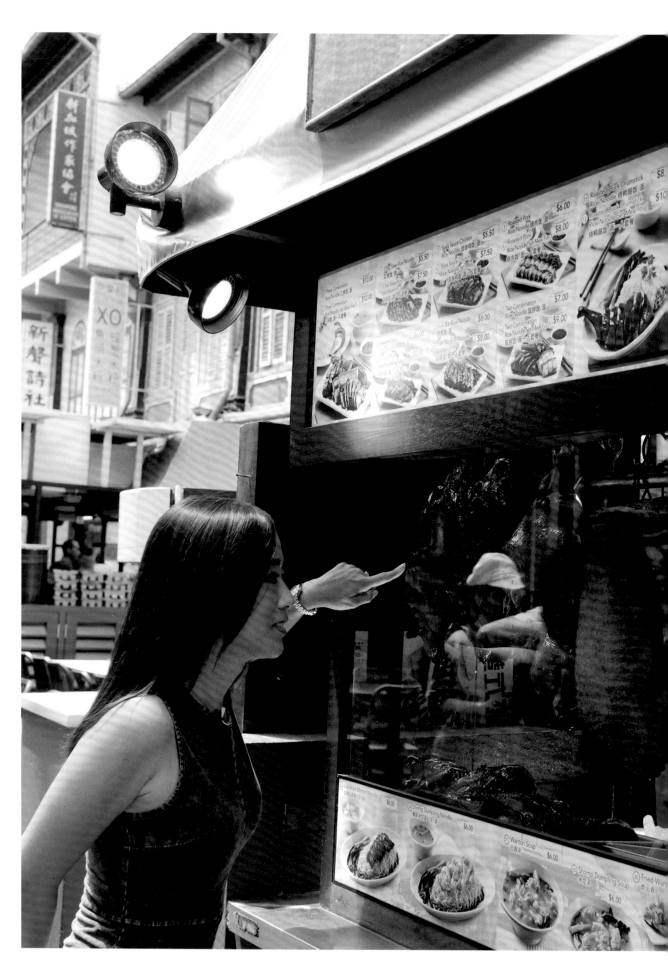

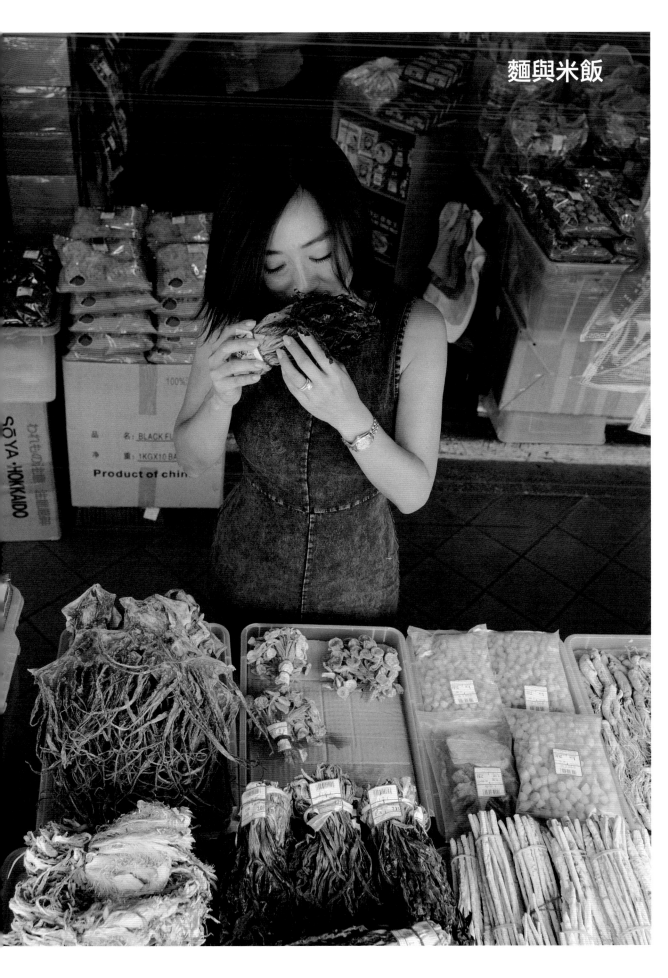

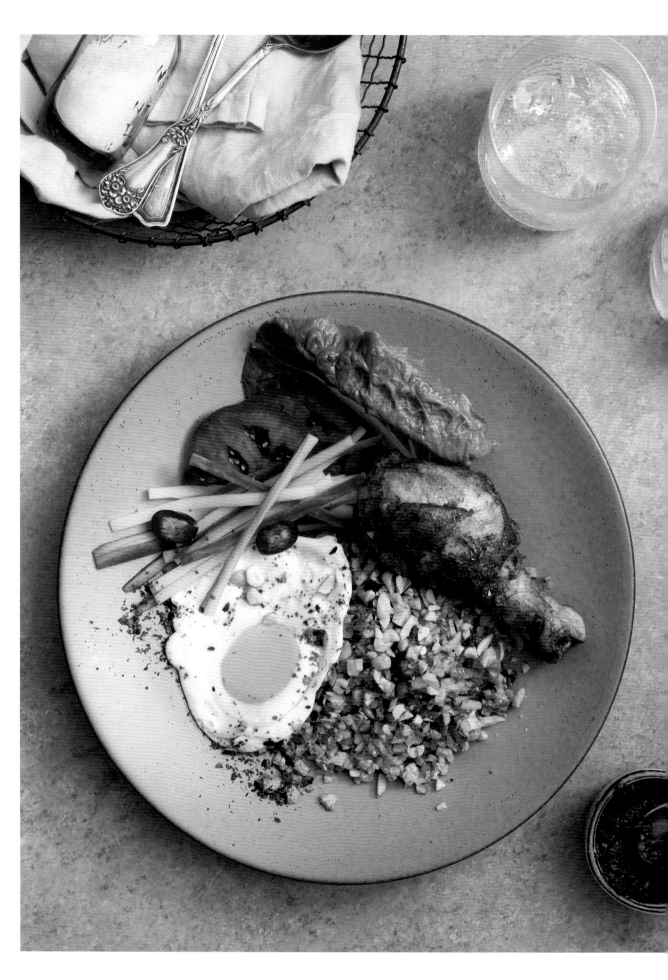

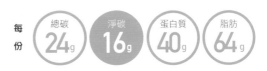

馬來炒飯
NASI GORENG-MALAY FRIED RICE

|每份|總碳 24g|淨碳 16g|蛋白質 40g|脂肪 64g|

- 準備時間：**20** 分鐘
- 烹飪時間：**10** 分鐘
- 份　　量：**2** 人份

經典的馬來炒飯通常會有煎雞塊、煎蛋、脆餅和配上新鮮生菜，美味可口但是含碳量過高。

如果以生酮方式來製作這道香噴噴又美味的菜肴，就用花椰菜米來做，同時也保留著它獨特的味道。這個版本也能讓你享用到美味酥脆的煎雞塊，卻又不會有高碳的麵糊。配菜中的生菜清脆可口，是完美清爽的搭配。

▌材料

- 酪梨油或豬油，用來煎炒
- 2 支雞腿
- 1 茶匙鹽
- 1 茶匙咖哩粉
- 1 個蛋白，打散
- 1 湯匙紅蔥，稍微剁碎
- 1 湯匙大蒜，稍微剁碎
- 1 個紅辣椒，去籽
- 1/2 茶匙烘烤的峇拉煎蝦醬（可省略）

- 3 湯匙椰子油
- 2 顆雞蛋
- 4 杯花椰菜米
- 1/2 湯匙日本醬油（或低碳醬油）
- 1 茶匙香菜粉
- 1/2 茶匙孜然粉
- 2 片生菜葉
- 4 片番茄
- 半根小黃瓜，切成絲
- 半根紅辣椒，切成薄片

作法

1. 在炒菜鍋或平底鍋中燒熱適量的酪梨油或豬油，油量至少要能淹過雞塊的一半以上。用鹽和咖哩粉給雞塊調味，將雞塊沾上蛋白，讓多餘的蛋白滴下來。將雞塊一角蘸上油來試試油溫，如果油發出嘶嘶聲，就代表油溫夠熱了。將雞塊輕輕放入油中，煎 4 分鐘翻轉再煎另一邊至熟，總共大概煎 8~10 分鐘。或直至溫度計插入雞肉讀數達到 75°C。

2. 雞塊也可以用烤箱來烤。將雞塊放在鋪上鋁箔紙的烤盤上，放入溫度 190°C 的烤箱中烘烤 25 分鐘。

3. 將紅蔥、大蒜、紅辣椒和峇拉煎蝦醬放在食物調理機中攪打，直至形成濃稠的醬料。將辣椒醬放在一旁備用。

4. 在小平底鍋中加入 1 湯匙椰子油，煎兩顆雞蛋，直至蛋白定型。放入盤子中。

5. 將剩下的椰子油放入到炒鍋或大平底鍋裡面，用中大火加熱。加上辣椒醬煸炒，直至冒出香味。拌入花椰菜米煸炒，每 1~2 分鐘翻炒一次，直至花椰菜米軟化。加上醬油、香菜粉和孜然粉煸炒，隨後熄火。

6. 將炒好的花椰菜米分盤裝，周圍鋪上雞塊、雞蛋、生菜、番茄和黃瓜絲。撒上紅辣椒，就可以上菜了。

肉丸粥
MEATBALL CONGEE

每份

總碳	淨碳	蛋白質	脂肪
14 g	10.5 g	28 g	47 g

- 準備時間：**25** 分鐘
- 烹飪時間：**30** 分鐘
- 份　　量：**2** 人份

在大多數亞洲地方都可以找到香噴噴、熱騰騰的粥。喝粥是華人傳統的習慣，當身體不太舒服的時候，喝一碗粥就特別地讓人舒心。這道受人喜愛的粥有著不同的稱呼：廣東人叫它粥（**Jook**），潮州人叫它「糜」（讀音似「目哎」：**Muay**）。

我用花椰菜米跟雞湯一起煮至軟化，再用攪拌機攪打至滑潤，就變成了稀粥的口感。可以加入不同的餡料一起煮，但不加餡料的時候也一樣好吃。如果你也想念粥的那種口感，試一試這個美味可口的生酮肉丸粥吧。生酮粥不會讓你升血糖，反而會讓你舒心！

▌材料

- 1 湯匙豬油
- 1 茶匙薑末
- 1/2 個花椰菜，切成米粒大小（大約 4 杯）
- 3 又 1/2 杯雞湯
- 3/4 茶匙鹽
- 1/4 茶匙白胡椒粉
- 170 克豬絞肉
- 6 隻大小中等（130 克）的蝦，去殼，剁成細碎

- 1/4 杯黃洋蔥，剁成細碎
- 1 顆雞蛋
- 1 茶匙日本醬油（或低碳醬油）
- 1/4 茶匙黑胡椒粉
- 1 湯匙橄欖油
- 2 顆紅蔥，切成薄片
- 1 根青蔥，切成薄片
- 一撮白胡椒粉
- 2 茶匙芝麻油

作法

1. 將豬油放入大小中等的鍋裡面用中火加熱，加入薑末煸炒，注意不要炒焦了。加入花椰菜米煸炒，翻炒 1 分鐘。倒入雞湯，加入 1/2 茶匙鹽和白胡椒粉，燉煮 5 分鐘，或者直至花椰菜米完全軟化。

2. 用攪拌棒把粥攪拌至順滑。如果你想要讓口感更豐富，可以留下少許的花椰菜米。將粥放回鍋裡面燉，如果粥開始變得濃稠了，可多加一點雞湯。

3. 在小碗裡面將豬絞肉、剁碎的蝦、洋蔥、雞蛋、醬油、黑胡椒粉和剩下的鹽一起攪拌均勻。用湯匙或你的雙手做成大小一致的肉丸子，放在盤子裡。

4. 將肉丸子加到燉煮中的粥裡，小火燉大約 10 分鐘，直至肉丸子煮至熟透。

5. 在小平底鍋裡面加入橄欖油用中大火熱油，加入紅蔥。炒大約 1~2 分鐘，直至紅蔥變成香脆和金黃色，將炸蔥放在鋪有紙巾的盤子裡。

6. 在上桌前試一試味道，應個人口味再調味。將肉丸粥分裝到小碗裡，撒上香脆炸蔥、蔥花、白胡椒粉，最後滴上芝麻油。

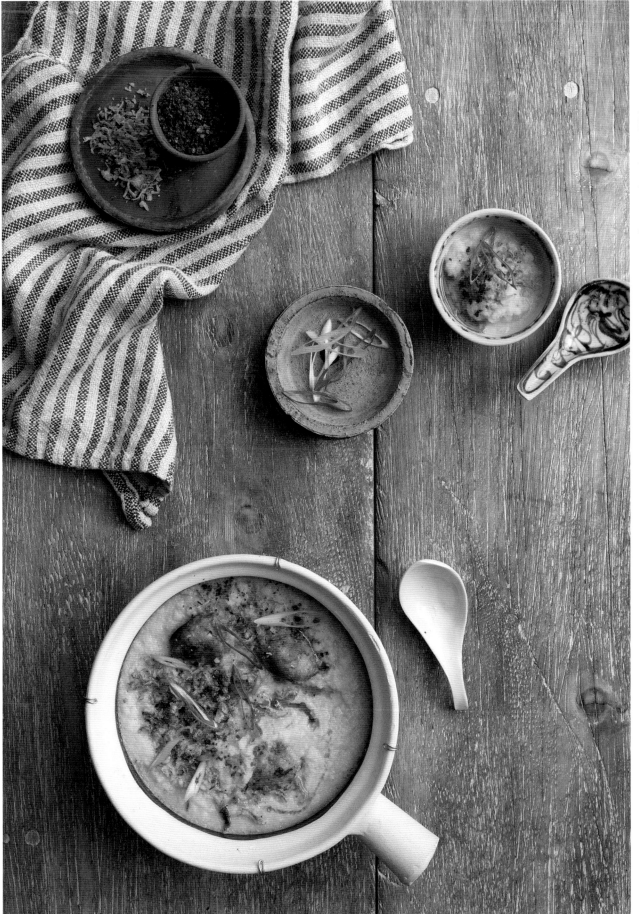

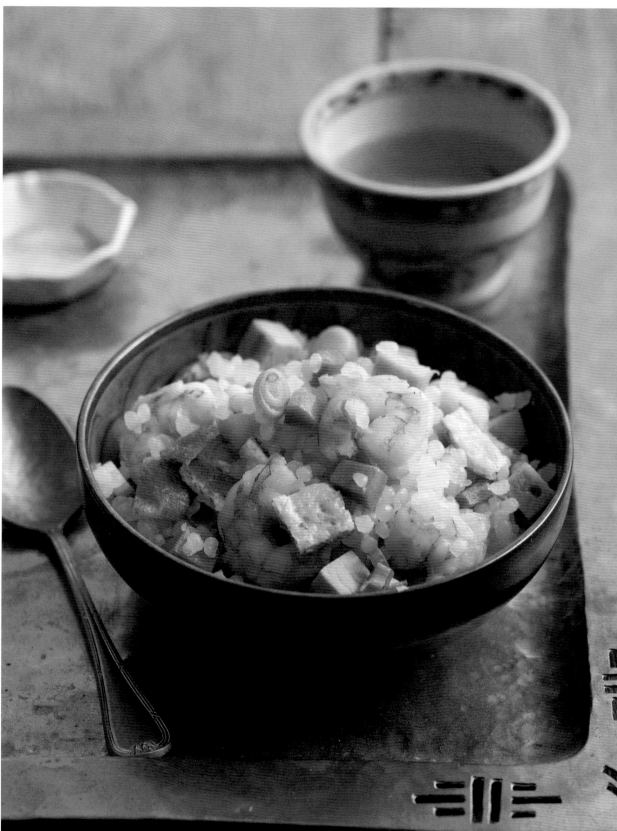

揚州炒飯
YONG CHOW FRIED RICE

每份	總碳 4.5g	淨碳 3.5g	蛋白質 16g	脂肪 37g

- 準備時間：**10** 分鐘
- 烹飪時間：**15** 分鐘
- 份　　量：**2** 人份

這道炒飯幾乎是每個中國家庭和中餐館的主食，生酮炒飯可以用神奇大米來做。神奇大米就是魔芋大米，它是用魔芋這種植物或甘薯的根塊做成的。它是一種可溶性纖維，幾乎不含碳水化合物。魔芋大米在日本非常受歡迎因為它是健康的大米。

現在你可以吃炒飯而不會引起血糖飆升。正如我所說的，生酮從來不會剝奪飲食的權利與樂趣！

材料

- 1 包（200 克）神奇大米（魔芋大米）
- 3 湯匙豬油
- 2 顆雞蛋，打散
- 1 大勺大蒜，剁成蒜末
- 1/4 杯胡蘿蔔，去皮，切成丁
- 4 個大小中等（85 克）的蝦，去殼，切成小塊
- 1/2 杯做好的叉燒肉，剁成丁（可以用火腿或任何肉類）
- 1 茶匙日本醬油（或低碳醬油）
- 1 茶匙白胡椒粉
- 1/2 茶匙鹽
- 1 根青蔥，切成片

作法

1. 拆開一包魔芋大米，將米用水沖洗，瀝乾。
2. 將 1 湯匙豬油放到炒鍋或大平底鍋裡面用中大火加熱，加入雞蛋，煎 2 分鐘，不要翻炒。將煎蛋翻面，另一面再煎 2 分鐘左右。將煎蛋挪到砧板上，切成丁，放置一旁用。
3. 在同一個炒鍋或平底鍋裡面加熱剩下的豬油，加上蒜末和胡蘿蔔。煎炒至大蒜冒出香味，胡蘿蔔軟化，大約 1 分鐘，加入蝦，煎炒 1 分鐘。再加上魔芋大米翻炒，讓所有材料混合均勻。調大火，煎炒 3 分鐘，讓剩餘的水分從魔芋大米中蒸發掉。
4. 拌入豬肉丁和雞蛋丁翻炒，用醬油、白胡椒粉和鹽調味。上菜之前，拌入青蔥即可。

傑克遜壽司卷
JACKSON ROLL SUSHI

	總碳	淨碳	蛋白質	脂肪
每份	10.5g	5.5g	6.5g	29.5g

- 準備時間：**30** 分鐘
- 份　　量：**4** 卷

我愛吃壽司，但當我出去吃壽司的時候，我會要求壽司卷不要用米來做。

有些廚師比較隨和，會同意給我做無米的壽司卷。在家裡我就用花椰菜米製造了這個生酮版本的壽司卷，結果味道和口感都很接近原味。由於我住的傑克遜小鎮離海岸相當遠，可供做壽司的優質魚類有限，我就把壽司卷改用牛肉來做。成品一樣美味！

▌材料

- 4 杯花椰菜米，用食物調理機剁成米粒
- 2 湯匙雞湯
- 1 湯匙米醋
- 1/4 茶匙鹽
- 4 片烤壽司紫菜（海苔）
- 1 塊（約 85 克）熟牛肉，切成條狀（用蝦也可以）
- 1/4 個紅燈籠椒，去籽，切成細條
- 1 根小黃瓜，去籽，切成細條
- 1/2 個酪梨，去皮，切成細片
- 4 湯匙日本製的丘比蛋黃醬
- 日本醬油（或低碳醬油），用作蘸料
- 芥末醬，用作裝飾配菜
- 醃漬壽司生薑，用作裝飾配菜

▌作法

1. 將花椰菜米、雞湯、醋和鹽一起放入小平底鍋裡面，用中火翻炒，直至花椰菜米軟化，但仍然保留著有嚼勁，大約 3 分鐘。放在一邊，待涼。

2. 將竹墊子平放在桌上，上面鋪上一片壽司紫菜。用勺子舀一些花椰菜米（大約 1 杯）放在紫菜上最靠近你的一端，距離邊緣約 3 公分，均勻地向海苔兩側撥開大約 9 公分寬。

3. 在花椰菜米上加上牛肉、紅燈籠椒、黃瓜和酪梨，在這些配料上擠上一些蛋黃醬。

4. 將竹墊子一端跟壽司紫菜一起拿起，開始卷起來。在卷壽司時握緊捲筒，確保一切都緊密。完成卷壽司之前，用手指沾水摩擦紫菜邊緣，然後繼續卷，將邊緣密封起來。

5. 用鋒利的刀子將每個卷壽司切成 6 塊。將壽司塊放在盤子上，跟醬油、芥末醬和醃漬生薑一起上桌。

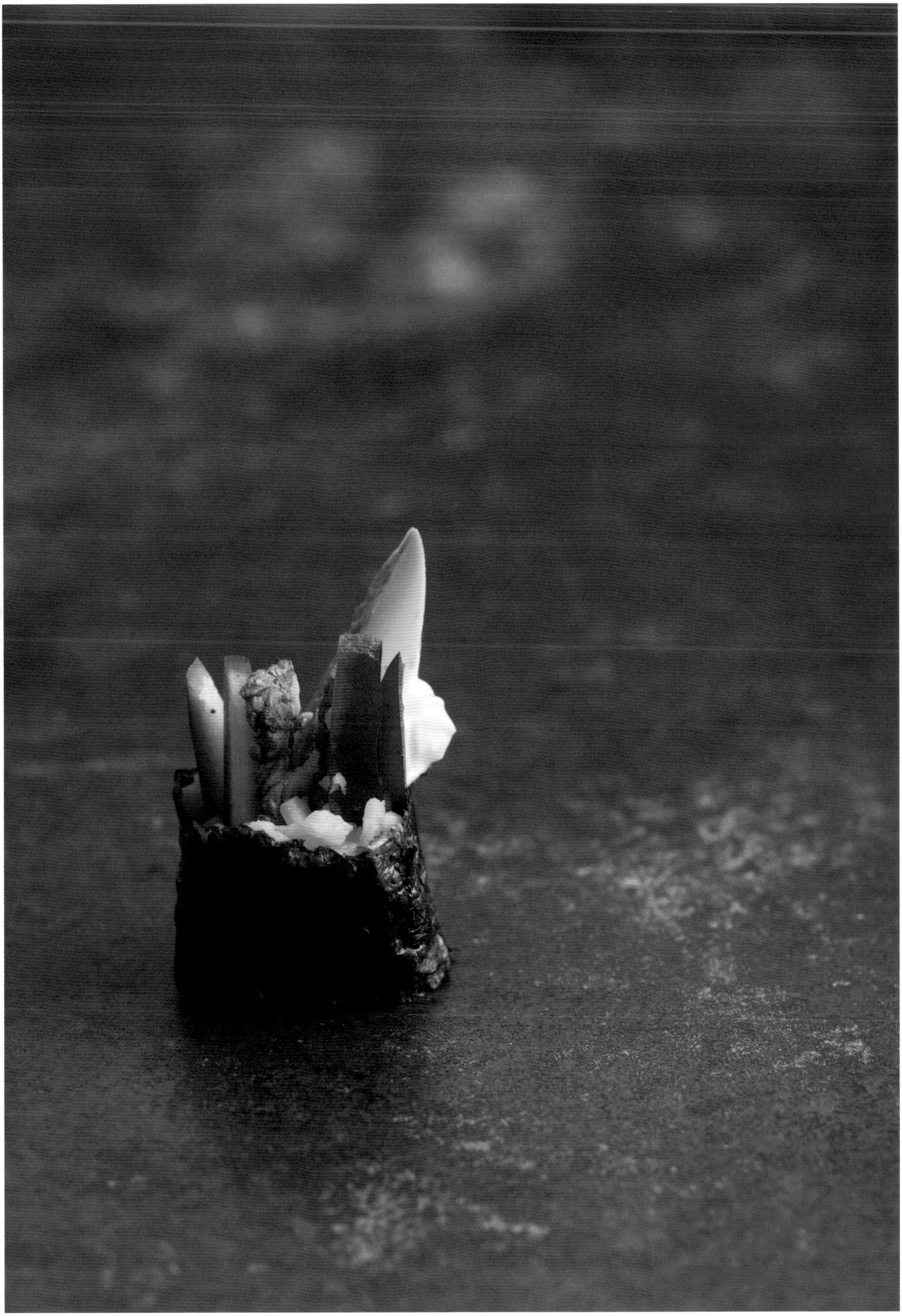

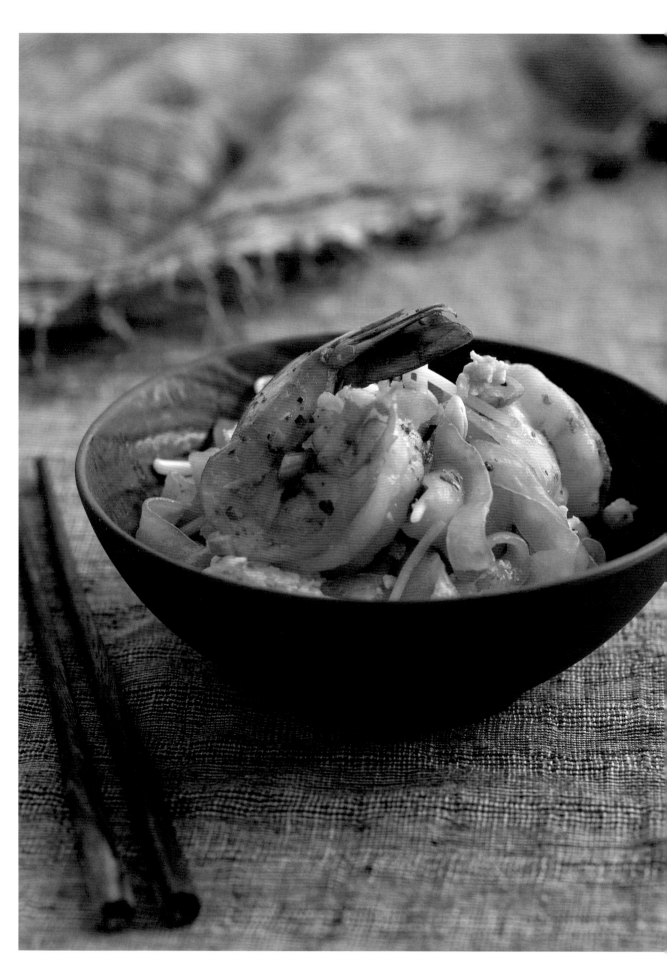

炒河粉
CHAR KWAY TEOW

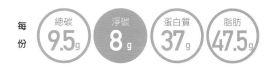

每份

總碳 **9.5**g ／ 淨碳 **8**g ／ 蛋白質 **37**g ／ 脂肪 **47.5**g

炒河粉是亞洲人最喜歡的。炒河粉可以解釋成「翻炒大米做成的麵條」，也可以說炒粿條。

- 準備時間：**10** 分鐘
- 烹飪時間：**10** 分鐘
- 份　　量：**1** 人份

炒河粉的烹飪法種類繁多，取決於誰來做這道菜。主料是河粉，用大火加上甜醬油翻炒，就成為一道非常高碳的菜肴。幸運的是，只要使用蒟蒻麵（魔芋絲），類似義大利寬麵形狀的麵條，我就能夠用生酮的方式來重新品嘗炒河粉而不影響血糖。嘗一口，你就會知道為什麼炒河粉在我的祖國會那麼讓人喜歡。

材料

- 1 湯匙低碳醬油
- 1 茶匙老抽
- 1 茶匙魚露
- 1/2 茶匙鹽
- 1/4 茶匙白胡椒粉
- 3 湯匙豬油，加上 1 茶匙
- 1 瓣大蒜，剁成末
- 4 只大蝦（110 克），去殼，去腸泥
- 1 顆雞蛋，打散
- 1 包（200 克）神奇蒟蒻麵（魔芋絲），義大利寬麵式形狀，沖洗，晾乾，切成短麵條
- 1 杯豆芽，去掉根尖
- 1 根青蔥，切成片

作法

1. 將醬油、老抽、魚露、鹽和胡椒粉倒在小碗裡面攪拌好，放置一旁備用。
2. 將 3 湯匙豬油放在炒鍋或平底鍋中用中大火加熱。加入蒜末和蝦，翻炒 2~3 分鐘，直至蝦變紅，冒出蒜香。將蝦推到炒鍋一邊，將剩下的一茶匙豬油和雞蛋倒入炒鍋中間，再煎炒 2 分鐘，同時將雞蛋攪散。
3. 在炒鍋中加入蒟蒻麵和醬油調料。再煎炒 1 分鐘，加入豆芽，將所有材料混合在一起。
4. 將蒟蒻麵裝在碗裡，撒上青蔥。

★ 注意：如果你喜歡吃辣的，在吃之前可拌入 1 茶匙自製辣椒醬。

炒蝦麵
FRIED SHRIMP NOODLES

| 每份 | 總碳 9 g | 淨碳 8 g | 蛋白質 40 g | 脂肪 52.5 g |

- 準備時間：**10** 分鐘
- 烹飪時間：**15** 分鐘
- 份　　量：**2** 人份

這就是我愛吃的炒蝦麵，每次吃炒蝦麵的時候，都讓我想起了我父親留給我們的美好回憶。每隔一天晚上，老爸下班後都會帶回一包用烏杷葉包著的高澱粉炒蝦麵。烏杷葉是檳榔樹皮的一部分，其奇妙的香味會融入到麵條裡面。在美國這裡的蝦和亞洲的蝦有點不同，我都會尋找超大的蝦，帶上蝦殼，也盡可能帶上蝦頭。蝦殼和蝦頭會增添更多風味。

我用低碳神奇蒟蒻麵（魔芋絲）來做我的炒蝦麵，回憶我跟兄弟們一起狼吞虎嚥地吃炒蝦麵的日子。

材料

- 3 杯蝦湯，主要用來燉煮配料
- 1/4 磅（100 克）五花肉
- 6 隻（160 克）大蝦
- 1/4 磅（100 克）魷魚，切成圓圈
- 3 湯匙豬油
- 2 個蒜瓣，剁成細末
- 2 小包（每包約 200 克）神奇蒟蒻麵（魔芋絲），義大利麵形狀，沖洗後瀝乾，切小段
- 2 顆雞蛋，打散
- 2 茶匙魚露
- 1/2 茶匙白胡椒粉
- 1/2 茶匙芝麻油
- 1 杯豆芽，去掉根尖
- 2 根青蔥，切成薄片
- 1/2 茶匙鹽
- 2 塊檸檬，用來上菜
- 2 茶匙自製參巴馬來盞醬（可省略）

作法

1. 將蝦湯倒入中號平底鍋中慢燉。五花肉煮大約 10 分鐘，直到完全煮透。從湯中取出，切成薄片，再切成肉絲，備用。

2. 將蝦和魷魚放入湯中灼 1 分鐘，取出待用。

3. 將 2 湯匙豬油放入炒鍋或大型平底鍋中加熱，翻炒蒜末 1 分鐘，直至冒出蒜香。加入蒟蒻麵，用中大火翻炒 1~2 分鐘，將麵條推到炒鍋的一邊，在炒鍋中間加上剩下的 1 湯匙豬油，加上雞蛋。煎炒雞蛋 1 分鐘，同時將雞蛋炒碎。

4. 將蒟蒻麵和雞蛋翻炒在一起，加上 1 杯蝦湯、魚露、白胡椒粉和芝麻油。用中大火翻炒所有的材料，直至一半的湯汁蒸發掉。湯鍋中剩下的蝦湯可以冷凍起來，下次再用。

5. 拌入熟五花肉、蝦、魷魚、豆芽和青蔥，一起翻炒大概 30 秒後用鹽調味。分裝在兩個碗裡面，在一邊加上一塊檸檬和一茶匙參巴馬來盞辣醬後，一起上桌。

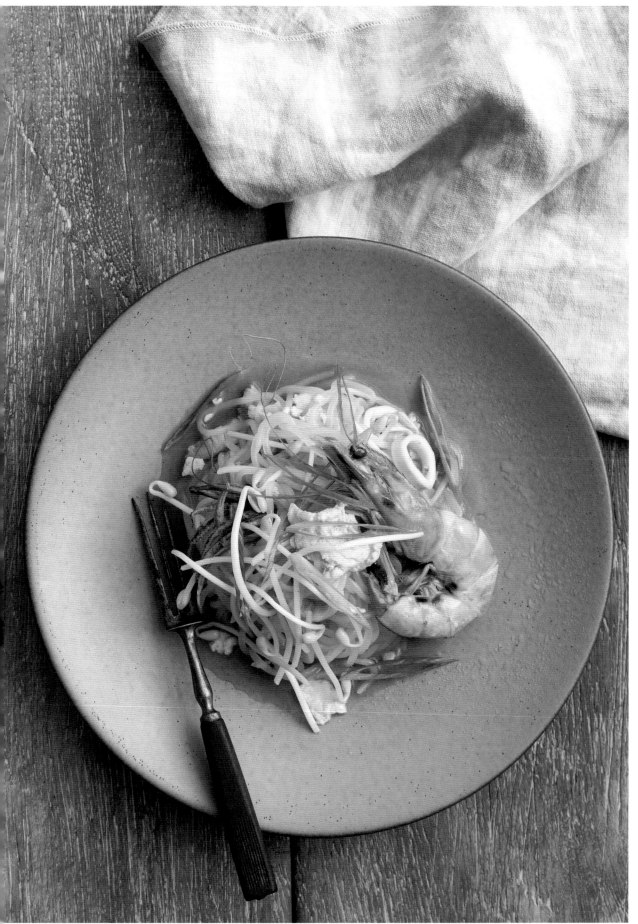

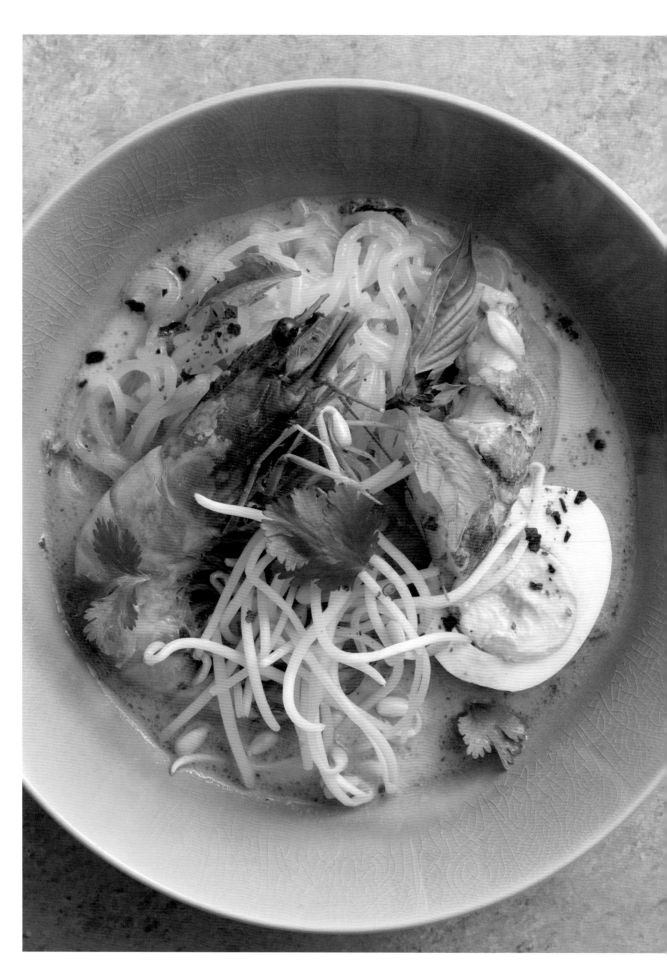

椰奶叻沙蒟蒻麵
COCONUT LAKSA NOODLE SOUP

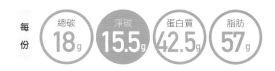

每份

總碳	淨碳	蛋白質	脂肪
18 g	15.5 g	42.5 g	57 g

- 辣醬準備時間：**15** 分鐘
- 湯準備時間：**15** 分鐘
- 烹飪時間：**40** 分鐘
- 份　　量：**4** 份

這份辣味椰奶叻沙麵在印尼、馬來西亞和新加坡很常見，來自於土生華人的文化，將中國文化和馬來文化融合為一體。用來做這道湯的辣醬有香茅、辣椒、鮮味蝦米和各種香料如大蒜與生薑。辣醬與椰奶混合在一起，讓這道口味豐富的椰奶湯如此誘人。我特別喜歡用濃厚的椰奶，來增加口感，但用稀一點的椰奶也可以。你可以加上任何你想要的海鮮、雞肉或豬肉。如果你在本地的商店買不到帶頭的蝦，不要擔心，只要確保能夠買到帶殼的蝦即可。

辣醬材料

- 3 根香茅，去掉硬外皮
- 1/4 杯香菜葉
- 1/4 杯羅望子汁
- 1/4 杯椰子油
- 4 個乾辣椒，去籽，浸泡在水中軟化
- 4 片南薑（高良薑）（可選）
- 2 片生薑
- 4 個石栗果（桐果）
- 2 湯匙（20 克）蝦米，浸泡在水中軟化
- 2 茶匙蝦醬
- 3 個紅蔥，剝皮剁碎
- 3 瓣大蒜
- 1 茶匙薑黃粉
- 1 茶匙木糖醇（可省略）
- 少量鹽

湯材料

- 6 杯水
- 12 隻帶頭大蝦，剝皮（蝦殼、蝦頭留著做湯）
- 2 個龍蝦尾，去殼，縱向切成兩半（龍蝦殼留著做湯）
- 2 湯匙椰子油
- 1 罐（約 360 ml）椰奶
- 1 茶匙魚露（或低碳醬油）
- 2 小包（每包約 200g）神奇蒟蒻麵（魔芋絲），義大利麵形狀，沖洗後晾乾，切成小段
- 2 杯豆芽，去掉根尖
- 4 個水煮蛋，切成半
- 1/4 杯香菜，剁碎
- 1/4 杯羅勒，剁碎
- 辣椒粉

辣醬作法

1. 將香茅、香菜、羅望子汁、椰子油、乾辣椒、南薑、生薑、石栗果、蝦米、蝦醬、紅蔥、蒜、薑黃粉、木糖醇和鹽放入食物調理機中,打磨至形成濃稠的醬料。

湯作法

1. 在中號鍋放入 6 杯水煮沸。加上蝦殼、蝦頭和龍蝦殼,燉煮 15~20 分鐘,或直至湯汁濃縮成 4 杯。
2. 同時,在另一個中號鍋中加熱椰子油,低溫炒辣醬 10 分鐘左右。不停攪拌以防止燒焦。
3. 倒入椰奶和海鮮湯,低溫燉湯約 10 分鐘。加上蝦、龍蝦肉和魚露,燉上 2 分鐘直至蝦和龍蝦開始變紅。
4. 加上麵條,再煮 1 分鐘,將所有東西拌在一起。
5. 將湯分成 4 份,盛到碗裡面。每一份湯上面加上豆芽、雞蛋、香菜、羅勒,撒上點辣椒粉。

酸辣米線蒟蒻麵
MEE SIAM

每份

總碳	淨碳	蛋白質	脂肪
24g	21g	21g	34g

- 準備時間：**25** 分鐘
- 烹飪時間：**50** 分鐘
- 份　　量：**2** 人份

在我的小學食堂裡有一位馬來族女士，她做的酸辣米線是世界上最好吃的，我敢肯定！她的碗裡面有軟軟的細麵漂在酸辣湯中，既不太辣，有著羅望子汁的酸味，還帶著黃豆醬完美的鹹味。當年一碗才 25 分錢，我幾乎每天休息的時候都會吃這碗麵。不用說，我是個幸福的孩子！

現在我再次喜歡上用蒟蒻麵（魔芋絲）做的酸辣米線。我建議你根據自己的口味來調整辣椒、羅望子汁和木糖醇的用量。

▍材料

- 4 湯匙羅望子汁
- 4 湯匙檸檬汁
- 1/4 個中型黃洋蔥，稍微切碎
- 2 瓣大蒜
- 1 個紅蔥，稍微切碎
- 2 湯匙豆瓣醬
- 1 湯匙（10 克）蝦米，泡在溫水中 10 分鐘
- 1 茶匙峇拉煎蝦醬
- 2 個乾辣椒，去籽
- 1/2 茶匙鹽
- 4 湯匙酪梨油
- 4 杯水

- 1 小包（約 200 克）神奇蒟蒻麵（魔芋絲），義大利麵形狀，沖洗後瀝乾，切小段
- 6 隻大蝦，去殼，去腸泥
- 1 杯豆芽，去掉根尖
- 2 個水煮雞蛋，切成半
- 1 湯匙韭菜，切碎
- 2 塊檸檬，切片
- 1 茶匙自製參巴馬來盞醬（可省略）

作法：

1. 將羅望子汁、檸檬汁、洋蔥、蒜、紅蔥、豆瓣醬、泡軟的蝦米、峇拉煎蝦醬、乾辣椒和鹽放用食物調理機攪打，直至形成濃稠的醬料。

2. 在中號鍋裡面加熱酪梨油，煎炒醬料直至冒出香味，快速翻炒 1~2 分鐘。加 4 杯水燒開，降低火候，燉煮 30 分鐘。

3. 在湯汁中加上蒟蒻麵和蝦，燉煮 3 分鐘，直至蝦變紅。拌入豆芽，熄火。

4. 將蒟蒻麵和蝦均分到湯碗裡面。在每一碗湯麵裡面鋪上雞蛋、韭菜和一塊檸檬片。在湯中加一茶匙參巴馬來盞醬，趁熱上桌。

★ 祕訣：為了吃起來更有奶油的口感，你可以將 2 杯水換成椰奶。

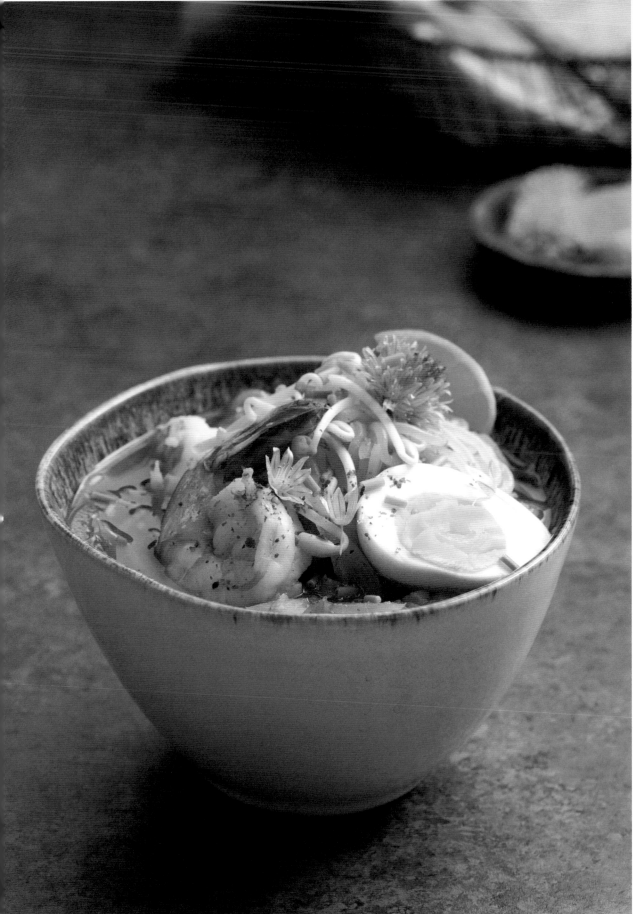

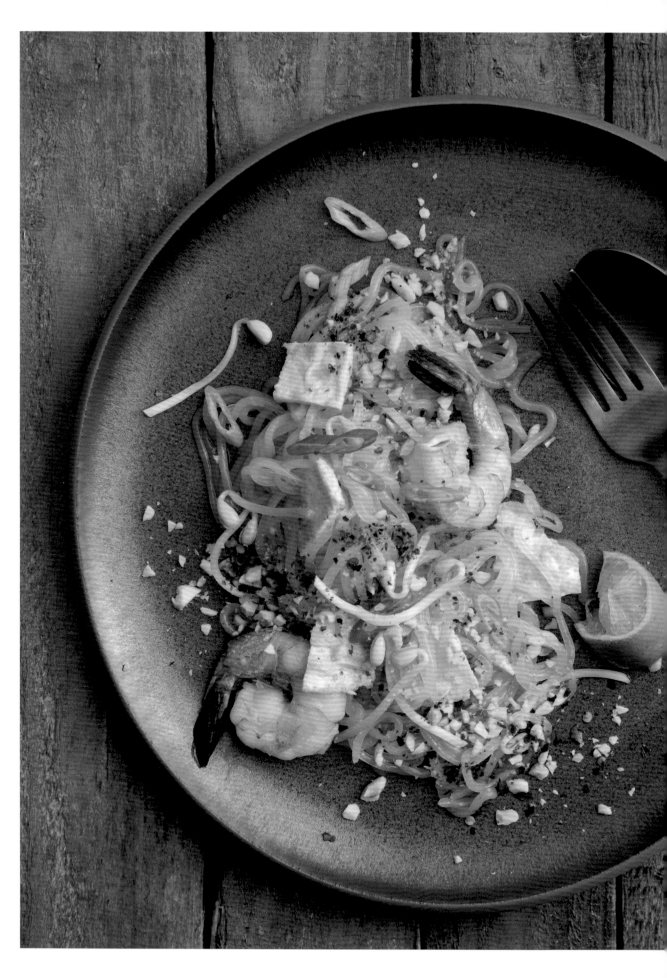

泰式炒蒟蒻麵
PAD THAI

每份

總碳 **6**g

淨碳 **4.5**g

蛋白質 **8.5**g

脂肪 **25**g

- 準備時間：**20** 分鐘
- 烹飪時間：**25** 分鐘
- 份　　量：**4** 人份

在泰國度蜜月期間，我上了幾個廚藝班，學習了這道基本泰國菜。用蒟蒻麵（魔芋絲）來做是一種極好的方式，讓這道美味的炒麵更加低碳。蒟蒻麵中含有的水分比常見的麵條多，炒的時候可能會出水。為了避免這一點，必須做一點準備工作，用熱水將麵條沖洗過，把麵條放在紙巾上，吸收掉所有的水分，然後把麵條放在平底鍋中用中火乾炒 5 分鐘。把麵條稍微剪一下，讓麵條更容易與其他配料一起翻炒。

材料

- 6 湯匙豬油，分開用
- 1 湯匙紅蔥，剁成細末
- 1 湯匙蒜末
- 1/4 塊（約 110 克）豆腐，切成小方塊
- 1 湯匙蘿蔔乾（菜脯），剁碎（可省略）
- 8 隻中型蝦，去殼，去腸泥
- 1 顆雞蛋，打散
- 2 湯匙羅望子汁
- 2 湯匙雞湯
- 1 湯匙魚露（或日本醬油）
- 1 茶匙木糖醇

- 2 包（每包約 110 克）神奇蒟蒻麵（魔芋絲），義大利麵形狀，沖洗後晾乾，切成小段
- 1/2 杯豆芽，去掉根尖
- 1/2 茶匙鹽
- 1 根青蔥，切成片
- 2 湯匙鹹味碎花生
- 1 茶匙辣椒粉

作法

1. 將 2 湯匙豬油放入炒鍋或平底鍋中用中大火加熱。加入紅蔥和蒜，翻炒大約 1 分鐘，直至變得金黃酥脆。將紅蔥和蒜從油中撈出，放在鋪有紙巾的盤子上，待用。

2. 在炒鍋中加上 1 湯匙豬油，倒入豆腐小方塊和蘿蔔乾（如果使用的話）。煎炒大約 1 分鐘直至豆腐微微變金黃色，放置一旁備用。加入蝦煎炒至剛好變紅。倒入盤子中，待用。

3. 在炒鍋中加上 1 湯匙豬油，倒入打散的雞蛋。把雞蛋煎大約 1 分鐘，不要翻炒，接著翻過來，煎另一面直至雞蛋定型，微微變黃。將煎蛋挪到砧板上，切成小方塊，備用。

4. 將羅望子汁、雞湯、魚露和木糖醇混合在一起，備用。

5. 用同一個炒鍋，中大火加熱 2 湯匙豬油。加入蒟蒻麵，翻炒 1 分鐘。用筷子或夾鉗將蒟蒻麵分開，倒入備好的羅望子醬。降低火候，拌入所有的備用配料以及豆芽、鹽和青蔥。上菜之前撒上碎花生和辣椒粉。

★ 祕訣：有時候鍋底上可能會有很多多餘的汁液，是蒟蒻麵帶來的水分。這裡有個妙招，就是用夾鉗將麵條和所有配料夾出來，裝到上菜盤子裡，將汁液留在鍋中。開大火，將汁液收乾至一半的份量，再將汁液淋到蒟蒻麵上。。

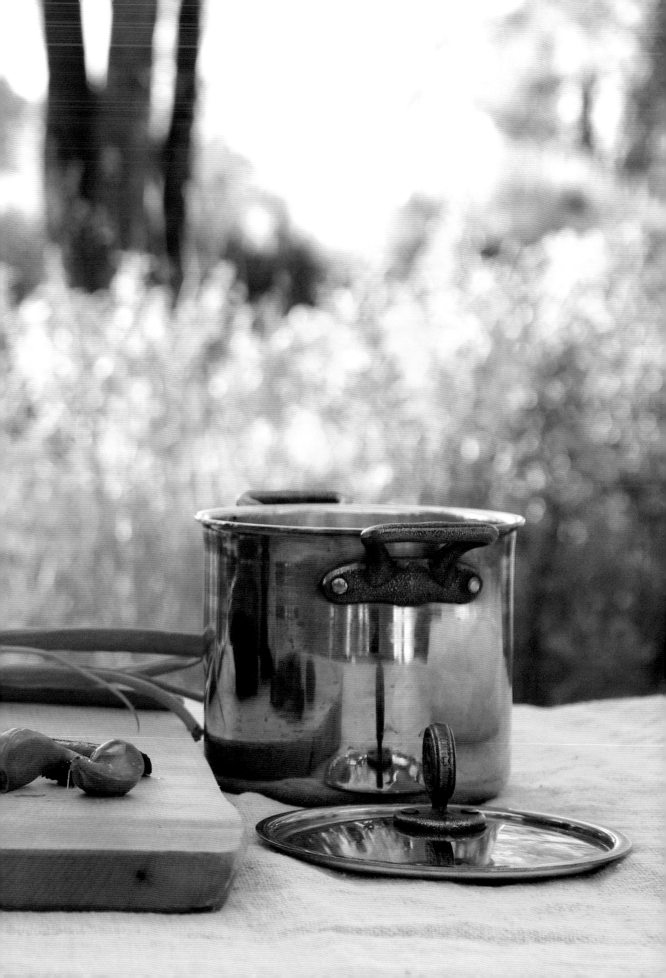

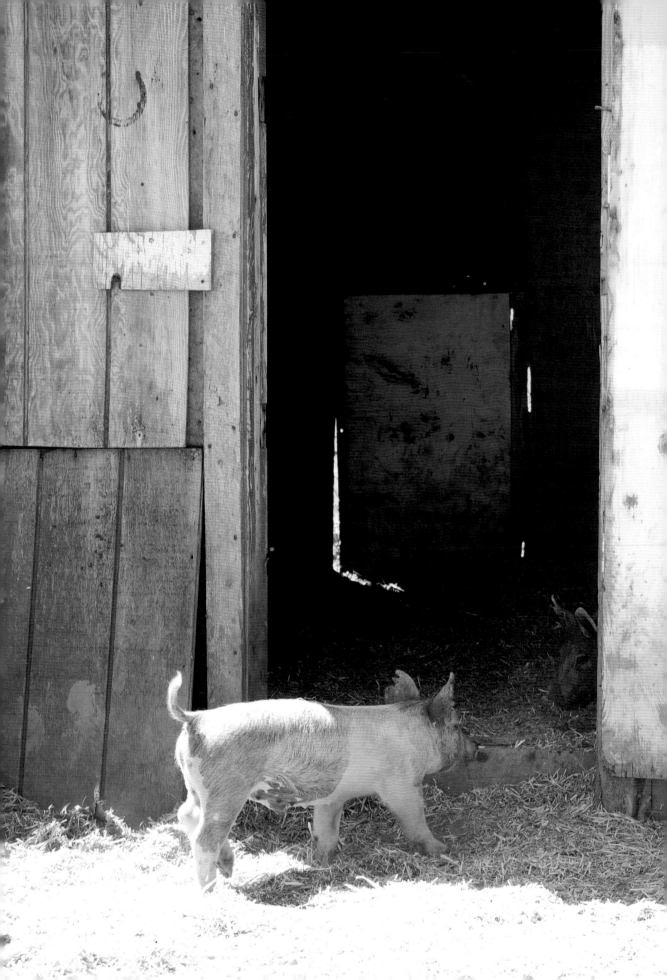

肉類

小時候，跟兄弟們一起在奶奶家的農田上玩是一大樂趣。我們在老木屋的環繞式庭院裡跑來跑去，奶奶不在一邊看的時候（或者我們以為她不在的時候），我們會追著那些脾氣不好的鴨子，看著它們滑到魚塘裡。我們會一貫的利用繩索將自己盪入水裡那鴨子群裡。看著我們逗著農田上的動物，奶奶戴著她那手編的香蕉葉子帽，半生氣半笑著地走到院子裡，分派雜活給我們，讓我們將桌子上的剩飯裝到桶裡面，抬到豬欄那邊。

豬欄是農田上最舒服的地方，陽光從一側的瓦片中間照射到乾草上，裡面是豬爸爸、豬媽媽和豬娃娃的窩兒。除了吃奶奶的剩飯之外，這一窩豬還會在農田周圍徘徊，就好象看門人一樣。我記得它們從地上吸光最後一口的零食時嘴裡面發出的獨特聲音。奶奶用豬糞給榴槤樹、芒果樹和橡膠樹施肥。這些果樹會長出更多的果實，果實又會產生更多廚餘給豬隻，反過來豬隻會產生更多的豬糞給果樹施肥。由於奶奶家的農場飼養的豬肉是透過這種可持續循環的過程養出來的，所以特別鮮甜。

生酮生活就是回到我們祖先的那種更為自然的飲食方式。那個時代的市場還沒有充滿著加工食品、包裝食品、加糖食品和滿是碳水化合物的雜貨。好消息是，各地自由放養的有機肉類和非基改蔬菜現在越來越容易找到了，所以你不一定非得住在農田中才能吃到農田上的東西。

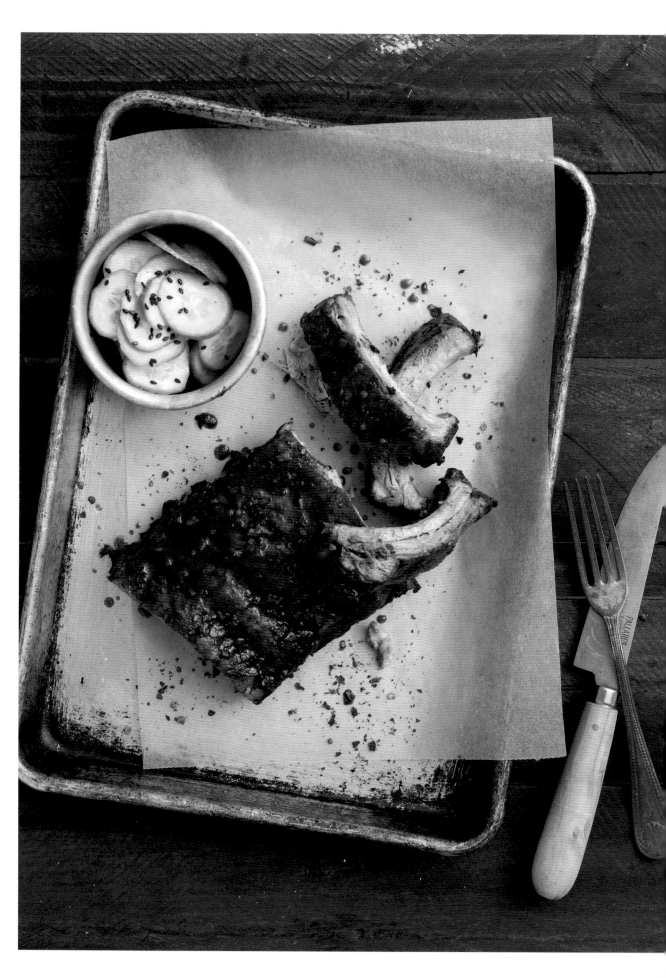

咖啡排骨
ESPRESSO BABY BACK RIBS

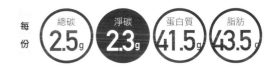

每份

總碳 **2.5**g　淨碳 **2.3**g　蛋白質 **41.5**g　脂肪 **43.5**g

- 準備時間：**10** 分鐘
- 烹飪時間：**195** 分鐘
- 份　　量：**4** 人份

這道特色菜偶爾在中餐館菜單上也會找得到。我最後一次在餐館的菜單上看到它已經是很久以前的事，但我仍記得，它口味濃郁，肉質軟嫩，骨頭可輕易與肉分離。所以我決定用生酮的方式將這道菜呈現出來，用低碳的調味料與濃郁的咖啡味融合起來。當我第一次向朋友們介紹這道菜的時候，他們的反應是半信半疑，但吃上一口這道汁液豐富、美味可口的咖啡排骨，我馬上就贏得了一群粉絲。

材料

- 1 排（680 克）小豬排骨
- 2 湯匙橄欖油
- 2 瓣大蒜，剁碎
- 1/2 杯蘋果醋
- 1/2 杯濃咖啡（或 1 茶匙即溶濃咖啡，溶解在 1/2 杯水中）
- 1/4 杯日本醬油（或低碳醬油）
- 1 湯匙濃縮番茄醬
- 1/4 茶匙鹽
- 1/4 茶匙黑胡椒粉
- 1/2 茶匙乾辣椒片，用來裝飾

作法

1. 將烤爐預熱到 120℃。將油和大蒜放入小平底鍋中用中火加熱，煎炒大蒜約 1 分鐘，直至大蒜微微變黃，冒出香味。加入蘋果醋、濃咖啡、醬油、番茄醬、鹽和胡椒粉，翻炒均勻。讓這些調味料小火煎炒 5 分鐘。

2. 將豬排放在一個 5 公分深的烤盤上。將 3/4 的濃咖啡調味汁刷在豬排上，蓋張鋁箔紙，烘烤 3 小時。將剩下的濃咖啡調味汁留在小平底鍋裡面，放在一邊。

3. 3 小時後從烤箱中取出豬排，揭開鋁箔紙。將烤盤裡的肉汁倒入小平底鍋裡面和剩下的濃咖啡調味汁攪拌一起，小火燉煮 5 分鐘，或直至調味汁減少到一半。

4. 將烤箱調到高溫烘烤模式。在豬排上淋上濃咖啡調味汁。烘烤 5 分鐘，或直至豬排表皮變得金黃。需近距離觀察，防止烤焦，因為每個烤箱的溫度都稍有不同。上菜之前，在豬排上撒上辣椒片。

叉燒肉
CHAR SIU PORK

	總碳	淨碳	蛋白質	脂肪
每份	2g	1.5g	20g	18.5g

叉燒是燒烤豬肉的流行粵菜做法。大多數叉燒食譜都用大量的糖、蜂蜜或麥芽糖來增加甜味,還會加上紅色素。我們不需要用精製糖,更不要說人工紅色色素了。我做的叉燒肉食譜不甜,卻別有一番風味。你在下一次聚餐的時候,叉燒肉可以作為主菜,夏天也可以在戶外烤架上烤。

- 準備時間:**10** 分鐘
- 醃製時間:至少 **3** 小時,或過夜
- 烹飪時間:**40** 分鐘
- 份　　量:**4** 人份

材料

- 1 湯匙酪梨油
- 1 湯匙日本醬油(或低碳醬油)
- 1 湯匙紹興料酒
- 1 湯匙自製海鮮醬
- 1 湯匙芝麻油
- 1 茶匙木糖醇
- 1 茶匙大蒜粉
- 1 茶匙洋蔥粉
- 1 茶匙五香粉
- 1 茶匙白胡椒粉
- 680 克豬里肌肉
- 1/4 杯香菜,用於裝飾
- 1 個紅辣椒,切成薄片,用於裝飾
- 1 根青蔥,切成薄片,用於裝飾

作法

1. 將酪梨油、醬油、料酒、海鮮醬、芝麻油、木糖醇、大蒜粉、洋蔥粉、五香粉和白胡椒粉放入大碗中攪拌。將醃泡汁鋪在豬肉上,蓋住,冷藏過夜。

2. 將烤箱預熱到 180°C 在烤盤上鋪上鋁箔紙,將豬肉放在烤盤上。將醃泡汁放在一邊,在烘烤過程中塗抹。

3. 烘烤豬肉 20 分鐘,刷上剩下的醃泡汁,翻過來,在另一面刷上醃泡汁。繼續烘烤 15 分鐘,直至豬肉烤熟透。用一個溫度計插進豬肉中心,當溫度讀數是 65°C 時,將烤箱調到高溫烘烤狀態。

4. 將豬肉小心地挪到上層,烘烤 5 分鐘,直至金黃色。靠近觀察,防止烤焦。

5. 將豬肉從烤箱中取出,待冷。將豬肉切成你想要的厚度,放到上菜盤上,在豬肉上滴上烤盤底的調味汁。上菜之前撒上香菜、辣椒和青蔥。

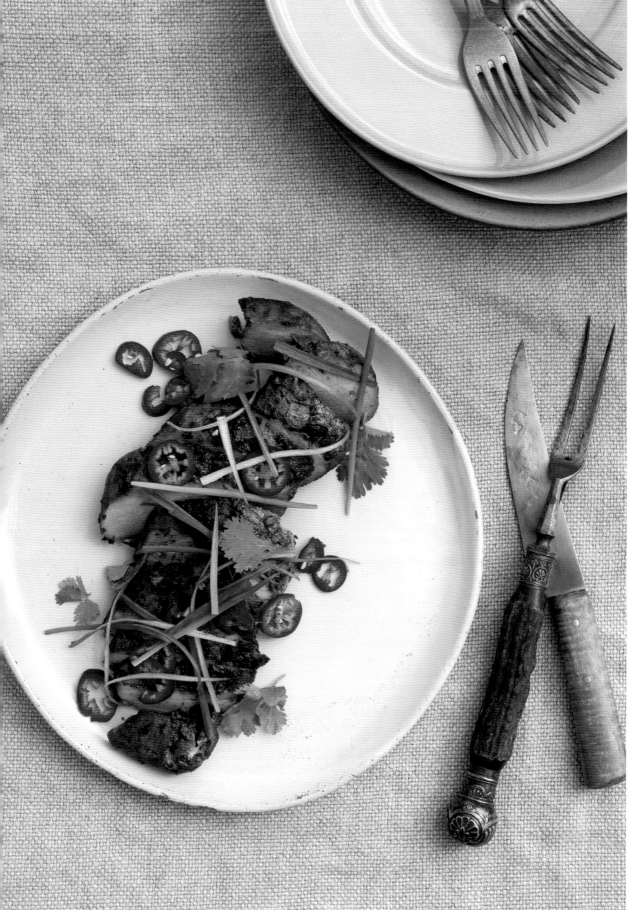

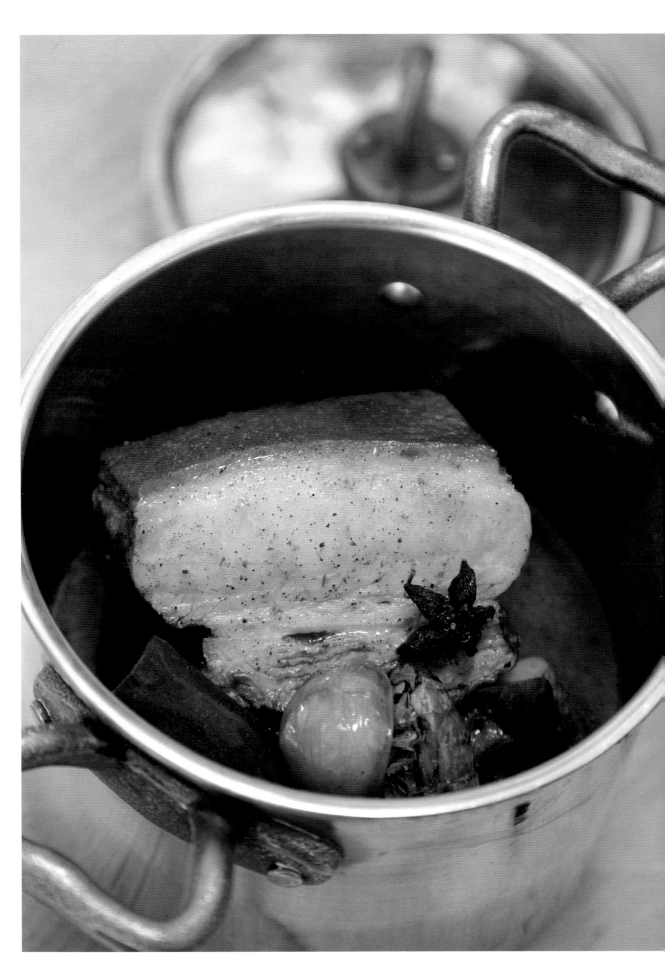

東坡肉（紅燒五花肉）
DONG PO ROU – BRAISED PORK BELLY

每份

總碳	淨碳	蛋白質	脂肪
2 g	2 g	16.5 g	93 g

- 準備時間：**15** 分鐘
- 烹飪時間：**120** 分鐘
- 份　　量：**4** 人份

這個原版食譜是新加坡阿康海鮮餐館的妙手大廚店主給我的。這家小餐館隱藏在一家咖啡店後面，它供應入口即化的五花肉。幾年前我去過那個餐館，當時我一個人就吃了兩小份！五花肉在很多亞洲餐桌和菜單上都有，但阿康做的口味特別。他花了幾小時的時間醃製大量的五花肉，供客人們食用。我拿到了這個食譜，將它進行簡化，便於在自家廚房裡面做。儘管食譜簡化了，你還是需要一點時間和耐心，才能真正掌握如何做好紅燒五花肉。我保證是值得的！

▍材料

- 680 克帶皮五花肉
- 1/2 杯紹興料酒
- 1/4 杯蒜瓣，不剝皮，稍微搗碎
- 5 公分長的生薑，不去皮，切成厚片
- 2 湯匙日本醬油
- 3 個八角（八角茴香）
- 1 條肉桂
- 1/4 茶匙五香粉
- 1/2 湯匙木糖醇
- 1/2 茶匙白胡椒粉
- 水

▍作法

1. 將大小中等的一鍋水燒開，放入五花肉煮 5 分鐘。取出五花肉，放到砧板或盤子上。
2. 用叉子或粗針頭在煮肉皮上戳孔，戳到肥肉處，注意不要戳到肉裡。
3. 將紹興料酒、蒜瓣、生薑、醬油、八角、肉桂、五香粉、木糖醇和白胡椒放入炒鍋或中型燉鍋中攪拌。燉煮 5 分鐘。
4. 將五花肉放入炒鍋中，泡在滷汁裡。加上足量的水到五花肉 3/4 高處。將水煮沸，接著降火慢燉，用極小的火候燉煮 2 小時，或者直至五花肉變軟。每過 30 分鐘用勺子舀一些調味汁，淋在五花肉上。如果調味汁降到五花肉 3/4 以下，加些水。
5. 燉至叉子可輕易插入五花肉的程度，熄火。切成厚片，即可上菜。

亞洲豬排
ASIAN PORK CHOPS

每份	總碳 8g	淨碳 7g	蛋白質 54g	脂肪 37.5g

夏天是最好的燒烤季節，然而冷天也不會阻止我做這道美味的豬排。不管是用鑄鐵平底鍋煎炸，還是用戶外的篝火來做，這道菜都極具靈活性，而且更重要的是口味非常豐富。將這道菜跟一大份新鮮的沙拉一起上！

- 準備時間：**10** 分鐘
- 烹飪時間：**15** 分鐘
- 份　　量：**2** 人份

材料

- 2 個豬排，3 公分厚
- 1/4 杯料酒
- 1 瓣大蒜，剁碎
- 1 根青蔥，剁碎
- 3 公分長生薑，剝皮，剁碎
- 1 湯匙日本醬油
- 1 湯匙自製海鮮醬
- 2 茶匙芝麻油
- 1/2 茶匙小茴香粉
- 1/2 茶匙白胡椒粉
- 1 湯匙豬油（或酪梨油）

作法

1. 將料酒、大蒜、青蔥、生薑、醬油、海鮮醬、芝麻油、小茴香粉和白胡椒粉放在大碗中或烘烤盤中混合。將此醃泡汁鋪在豬排上，蓋上蓋子，冷藏至少 3 小時或過夜。

2. 在一個大號鑄鐵鍋或大平底鍋中加入豬油用中大火加熱。從醃泡汁中取出豬排，讓多餘的醃泡汁滴落盤中，將豬排放入燒熱的平底鍋中。豬排每一面煎 3~4 分鐘直至呈金黃色，溫度計插入豬排中心顯示 65℃ 的讀數。另一個煮法是，用中大火加熱烤架，將豬排每一面烘烤 4~5 分鐘，直至溫度計顯示 65℃ 的讀數。

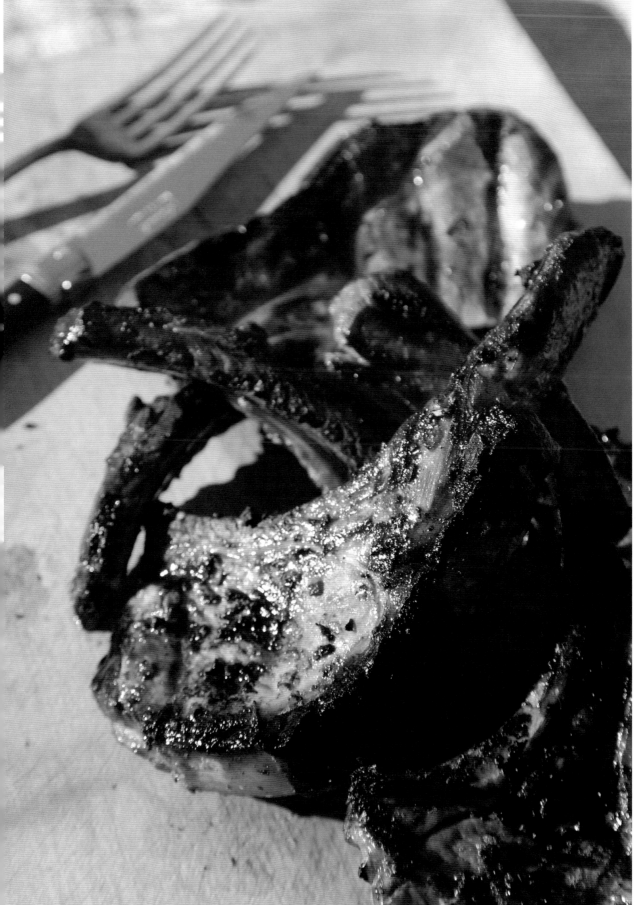

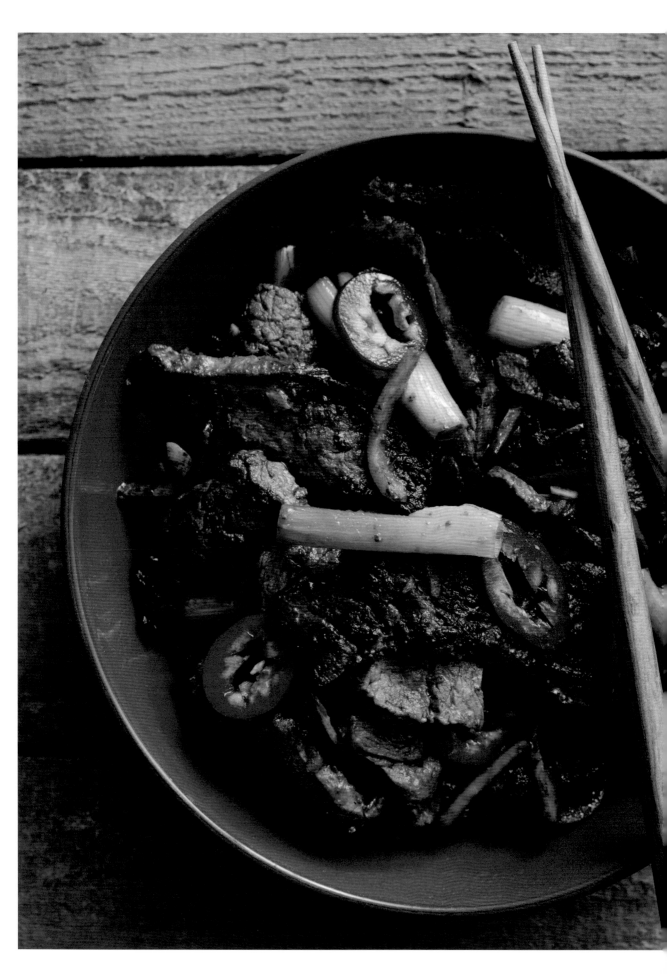

嫩薑炒牛肉
GINGER BEEF

| 每份 | 總碳 6.5g | 淨碳 5.5g | 蛋白質 70.5g | 脂肪 71g |

生薑是跟肉類和任何其他蛋白質食材搭配極好的芳香佐料。生薑是每個中國家庭的基本配料，很多菜肴都會用到它。生薑的氣味稍微有點辣，又有點甜，給這道菜肴增添了獨特的亞洲風味。這個食譜只是個範本，你可以用各種不同的肉類，達到同樣美味的效果。我的丈夫丹說，嫩薑炒牛肉這道菜是他最喜歡的，我覺得你也會有同樣的感覺！

- 準備時間：**15** 分鐘
- 烹飪時間：**10** 分鐘
- 份　　量：**2** 份

材料

- 450 克牛里肌肉或牛柳
- 1/2 茶匙鹽
- 3 湯匙豬油（或酪梨油）
- 1 瓣蒜，剁碎
- 3 公分長的生薑，去皮，切成絲
- 2 湯匙牛明膠粉
- 2 根青蔥，切成 5 公分蔥段
- 1 個紅辣椒，切成薄薄的圓片，用於裝飾

調味料

- 1 湯匙低碳醬油（或日本醬油）
- 1 湯匙紹興料酒
- 2 茶匙芝麻油
- 1 茶匙木糖醇
- 1/4 茶匙鹽
- 1/2 茶匙白胡椒粉
- 2 湯匙水

作法

1. 將牛肉放入冰箱中冰凍 15 分鐘，這樣會使牛肉更容易切開。將牛肉切成薄片，加上鹽，攪拌均勻，放在一邊醃數分鐘。

2. 將醬油、紹興料酒、芝麻油、木糖醇、鹽、胡椒粉和水一起放入小碗中。將調味汁攪拌好，放置一旁備用。

3. 在炒鍋或大平底鍋中放入豬油用中大火加熱，之後放入牛肉片、大蒜和生薑，翻炒 2 分鐘。

4. 倒入備好的調味汁，略為攪拌。將牛明膠粉撒在牛肉上，翻炒一下，直至所有配料都鋪上了調味汁，牛肉片炒至熟透，拌入青蔥。上菜之前撒上紅辣椒片即可。

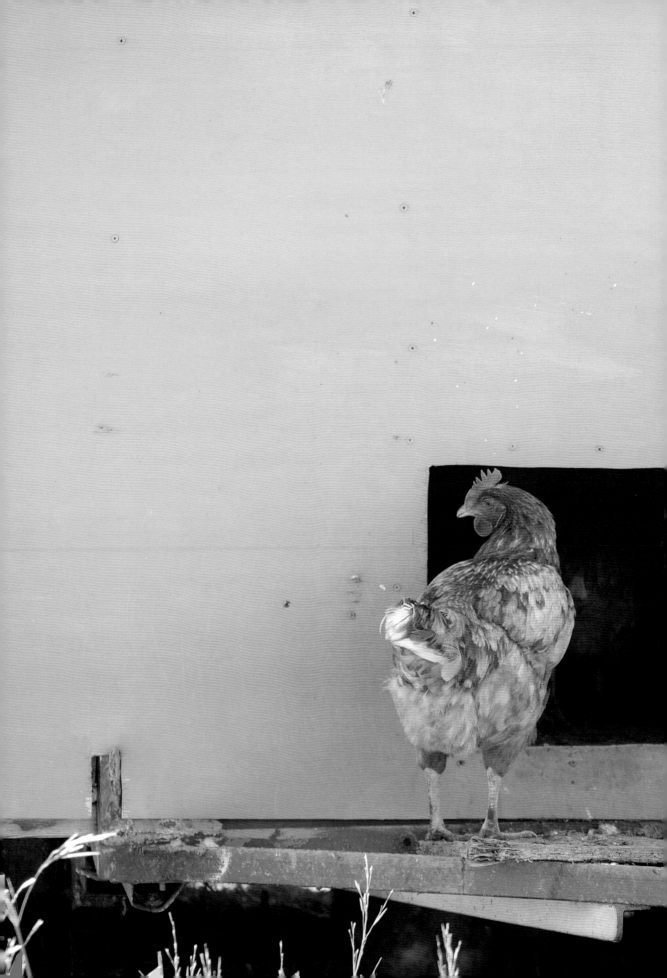

家禽類

在奶奶的農田上，奶奶會從井裡面打幾桶水，接著她會往木柴灶添些木材，燒一大鍋水。她將另一桶井水放在一邊，然後開始殺雞。她把整隻雞塞到這桶冷水裡面沖洗一下，接著放到開水鍋裡面，泡上幾分鐘，這有助於打開雞的毛孔。我們坐在木質的備餐桌旁，用鑷子拔掉其餘的小羽毛。

奶奶會從雞身上切下所有的脂肪。她將一些豬油跟雞油一起放在鍋裡面煉油，直至這些脂肪變得香脆當小吃，脂肪上面的油脂則用來做菜。雞脖、雞爪、雞骨頭和內臟則和一些蔬菜一起加到一鍋熱水裡面，慢慢地燉成美味的雞湯。

到了用餐的時候，我們一起圍著桌子坐著，享用這頓美食。我們吃下那用麻油、生薑、醬油一起蒸的，香噴噴的雞肉，以及油炸五花肉、菜園裡的蔬菜和紅薯，還有那鍋已經熬了一個下午的湯。

我總是非常渴望享受這些美食，自豪的是，我幫忙作了這些菜。

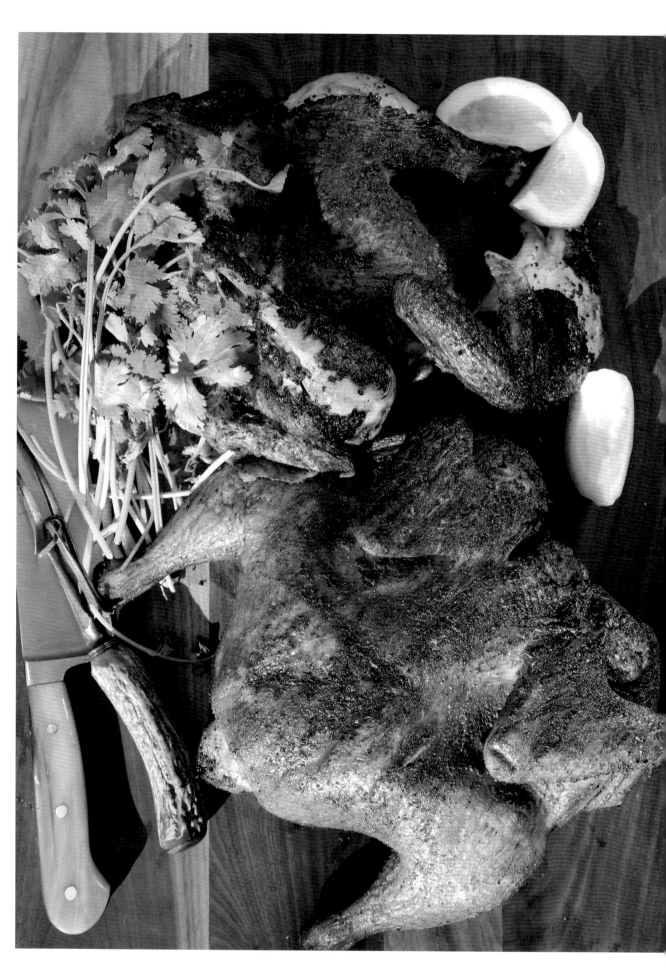

薑黃雞
BUTTERFLIED TURMERIC CHICKEN

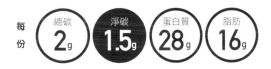

每份

總碳 **2**g　淨碳 **1.5**g　蛋白質 **28**g　脂肪 **16**g

- 準備時間：**20** 分鐘
- 烹飪時間：**60** 分鐘
- 份　　量：**6** 人份

薑黃在亞洲烹飪已經使用很多年了，它具有神奇的健康益處和獨特的口味，也用作藥物。這種富有活力的香料也稱之為薑黃素，具有強大的抗發炎和抗氧化等特性，可以在很多商店裡面找到。薑黃不僅讓這道燒烤雞吃起來具有溫熱感，還帶給它漂亮的金黃色。

▍材料

- 1 整隻雞
- 1 湯匙鹽
- 2 茶匙黑胡椒
- 2 茶匙薑黃粉
- 1 茶匙香菜粉

- 1 茶匙孜然粉
- 1 茶匙生薑粉
- 1 茶匙大蒜粉
- 1/2 茶匙白胡椒
- 1 湯匙酪梨油

▍作法

1. 將雞用冷水沖洗，用紙巾擦乾，拔掉多餘的細毛。用廚房剪刀剪開雞胸骨，把整隻雞攤開，壓平，放到烤盤上。

2. 除了酪梨油之外，將所有其他配料放入小碗中混合。沿著雞全身撒上全部的乾調料，拍打到雞皮上。

3. 讓調好味的雞靜置至少 1 小時，或放在冰箱中過夜，讓雞肉入味。

4. 用中火預熱烤架，將油滴在雞肉上。將雞攤開放在烤架上，雞皮向上烤 30 分鐘。之後將雞翻過來，另一面再烤 15 分鐘，或直至雞皮變脆，將溫度計插入到雞肉最厚的地方，溫度顯示為 70°C 即可。用廚房剪刀或切肉刀將雞切成 6 大塊，即可上菜。

椰汁咖哩雞
COCONUT CURRY CHICKEN

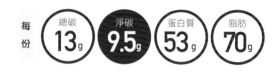

	總碳 13g	淨碳 9.5g	蛋白質 53g	脂肪 70g
每份				

- 準備時間：**15** 分鐘
- 烹飪時間：**25** 分鐘
- 份　　量：**4** 人份

從小到大，由於沒有食物調理機，做咖哩都需要費很大的功夫。所有配料都要用手拿研缽和研杵搗碎成醬料。我媽媽會讓我坐在小凳子上，將研缽和研杵放在疊得厚厚的毛巾上以吸收噪音。我會花一個小時的時間捶搗，鄰居們就會知道我們那天在做咖哩。倒過來，當我們聽到樓上有捶搗的聲音時，就知道很快就會嗅到咖哩的香味了。當農曆新年快到的時候，我們就會聽到很多人家在捶搗，因為咖哩雞是喜慶節日必備的菜肴。

謝天謝地，咖哩成了我現在的一道懶人菜。如今有了食物調理機，做咖哩容易多了，也不影響其美味程度。當我沒有太多的時間做菜時，咖哩雞就成了我選擇的一道速成菜，它總會讓我們一家人笑容滿面。我喜歡加上簡單的沙拉來上這道菜，用咖哩醬來當沙拉調味汁。

材料

- 4 瓣大蒜
- 1 整個（160 克）黃洋蔥，剁碎
- 10 個杏仁果
- 5 公分長的生薑，去皮，切成片
- 3 個石栗果（桐果）（可省略）
- 2 湯匙咖哩粉（我用峇峇 BABA'S 咖哩粉）
- 3 湯匙水
- 4 湯匙椰子油
- 6 個去骨雞大腿，切成小塊
- 2 杯椰子奶油（或椰奶）
- 1 條肉桂
- 2 個丁香
- 1 個八角（八角茴香）
- 1/2 茶匙茴香粉
- 1 湯匙日本醬油

作法

1. 將大蒜、洋蔥、杏仁果、生薑、石栗果放入食物調理機中攪拌，直至形成濃稠的醬料。

2. 在小碗中用水混合咖哩粉，直至形成濃稠的醬料。

3. 將椰子油倒入炒鍋中用中大火加熱，加入蔥蒜醬。煎炒 2~3 分鐘，不停翻炒直至冒出香味，水分蒸發。加入咖哩醬，攪拌好，再煎炒 1~2 分鐘。

4. 在炒鍋中加入雞塊。煎炒 1~2 分鐘，讓雞塊和咖哩醬混合，不停翻炒以防止黏鍋，直至雞塊開始變褐色。拌入椰子奶油、肉桂、丁香、八角茴香和茴香粉。

5. 不蓋鍋蓋，用小火燉 10 分鐘至雞肉熟透，不停攪拌，防止鍋底燒焦。上菜之前嘗一下咖哩汁，再用醬油調味。

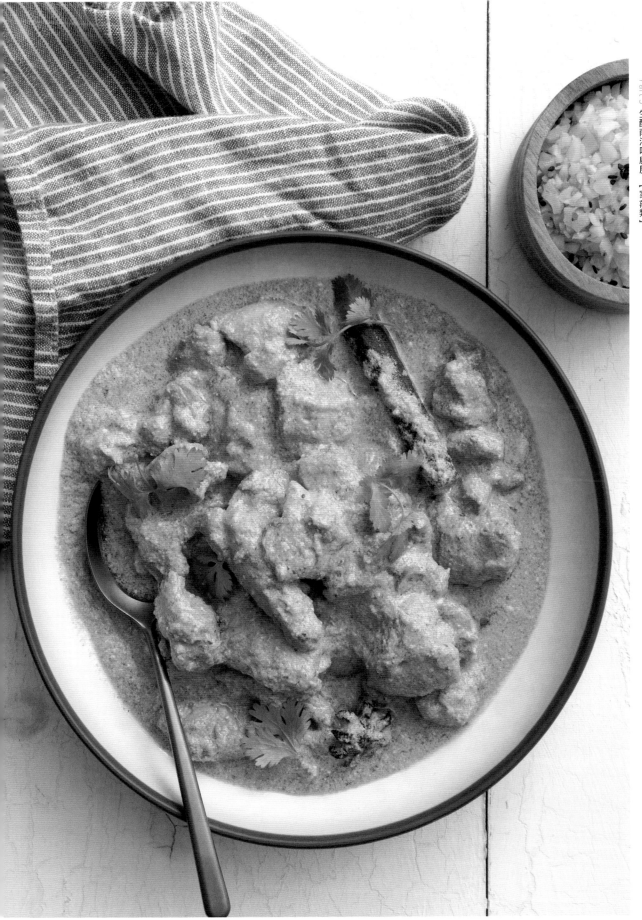

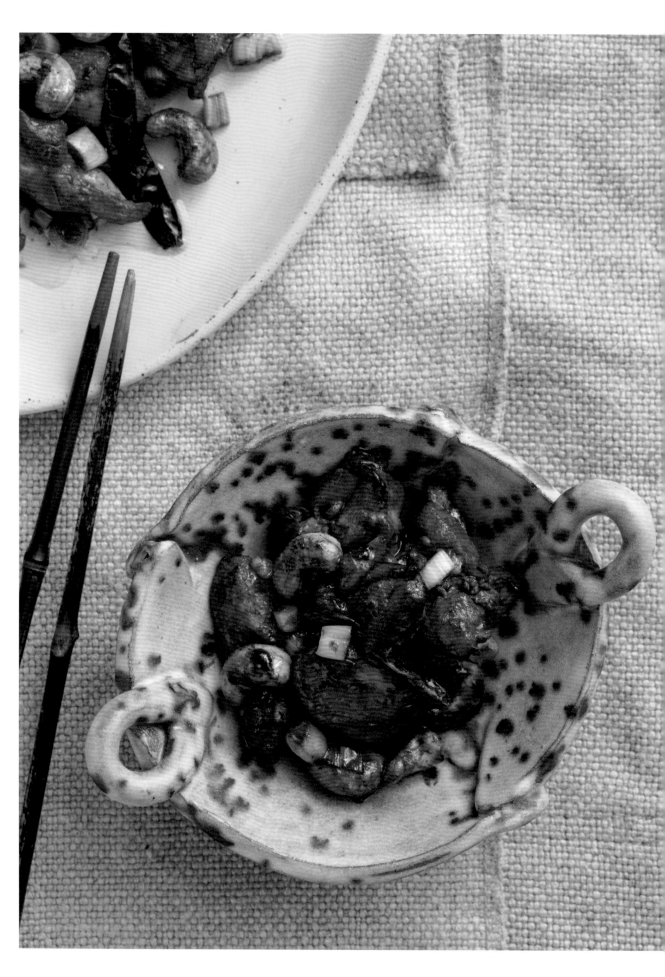

宮保雞丁
KUNG PAO CHICKEN

每份 總碳 **9**g / 淨碳 **8**g / 蛋白質 **3**g / 脂肪 **38**g

- 準備時間：**15** 分鐘
- 烹飪時間：**15** 分鐘
- 份　　量：**2** 人份

我還是個小女孩的時候，這就是我最喜歡的一道菜。酸酸甜甜的雞肉，非常好吃！常見的宮保雞丁裡有很多的糖和玉米澱粉，我將這些高糖高碳的配料換成了木糖醇和牛明膠粉，保留了原有的口感，濃稠絲滑，一樣地香甜可口。而且符合生酮的要求，不會升高血糖指數。

材料

- 4 個去骨雞大腿，切成小塊
- 6 湯匙日本醬油（或低碳醬油）
- 1/2 茶匙白胡椒粉
- 2 湯匙紹興料酒（或白蘭地）
- 1 茶匙橄欖油
- 1 茶匙鹽
- 1 茶匙木糖醇
- 1/2 茶匙中國黑醋（或米醋、椰子醋、蘋果醋）
- 2 湯匙水
- 4 湯匙豬油
- 3 公分長的生薑，去皮，切成薄片
- 2 個蒜瓣，切成片
- 6 個乾辣椒，去籽，泡在水中軟化，晾乾
- 3 湯匙烤腰果
- 2 湯匙牛明膠粉
- 1 根青蔥，切成片

作法

1. 在一個碗中，將雞與 2 茶匙醬油、白胡椒、1 湯匙料酒和橄欖油混合在一起，醃 30 分鐘。

2. 在小碗中，將剩下的醬油、剩下的料酒、鹽、木糖醇、黑醋和水混合在一起，放置一旁備用。

3. 在炒鍋或煎鍋中放入 2 湯匙豬油加熱，翻炒醃好的雞塊 5 分鐘，或直至雞塊幾乎熟透。放到盤子裡，備用。

4. 將剩下的豬油放入炒鍋中，加上生薑、蒜和乾辣椒。翻炒 3 分鐘，直至所有配料都冒出香味並軟化。

5. 將雞塊再次放入炒鍋中，加上腰果和備好的調味汁，略炒一下。將牛明膠粉灑在雞塊上，翻炒一下，直至所有配料都沾滿了調味汁，雞塊炒至熟透，大約 1~2 分鐘。上菜之前，撒上蔥片即可。

雞肉生菜卷
CHICKEN LETTUCE WRAPS

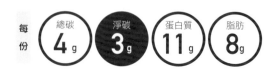

每份	總碳	淨碳	蛋白質	脂肪
	4 g	3 g	11 g	8 g

- 準備時間：**15** 分鐘
- 烹飪時間：**15** 分鐘
- 份　　量：**10** 人份

這個生菜卷不僅美味，吃起來也有趣。我在家裡請客的時候，這是一道極好的開胃菜，廣受歡迎。攤開一個大碟的生菜，放上一碗香炒雞肉末，撒上一些青蔥裝飾，客人可以自行組合自己的那一份。生菜脆嫩又清爽可口，與略帶辣味的雞肉，真是絕佳的配搭。

材料

- 2 湯匙豬油
- 1/2 個黃洋蔥，剁碎
- 3 公分長的生薑，磨碎
- 2 瓣大蒜，剁成蒜末
- 450 克雞絞肉
- 1 杯（約 240 克）荸薺，剁成小丁
- 2 湯匙日本醬油（或低碳醬油）
- 1 湯匙米酒醋
- 1 湯匙豆瓣醬
- 1 茶匙自製辣椒醬
- 1 個小紅辣椒、去籽，剁碎
- 1/4 茶匙鹽，調味用
- 1/4 茶匙黑胡椒粉，調味用
- 1 個奶油生菜，葉子分開
- 1 根青蔥，切成薄片，用於裝飾

作法

1. 在大平底鍋中用中大火加熱豬油，放入洋蔥、生薑和蒜煎炒 1 分鐘，直至冒出香味。

2. 加上雞絞肉，煎炒 5 分鐘，一面炒一面用木勺子將雞絞肉炒散至 8 分熟。

3. 拌入荸薺、醬油、醋、豆瓣醬、辣椒醬和紅辣椒末，將所有配料再煎炒 1 分鐘至收汁。撒上鹽和胡椒調味。

4. 將生菜葉攤開放在盤子上，用勺子把雞肉舀進每片生菜葉上。上菜之前，撒上青蔥。或讓客人自己動手舀入雞肉。

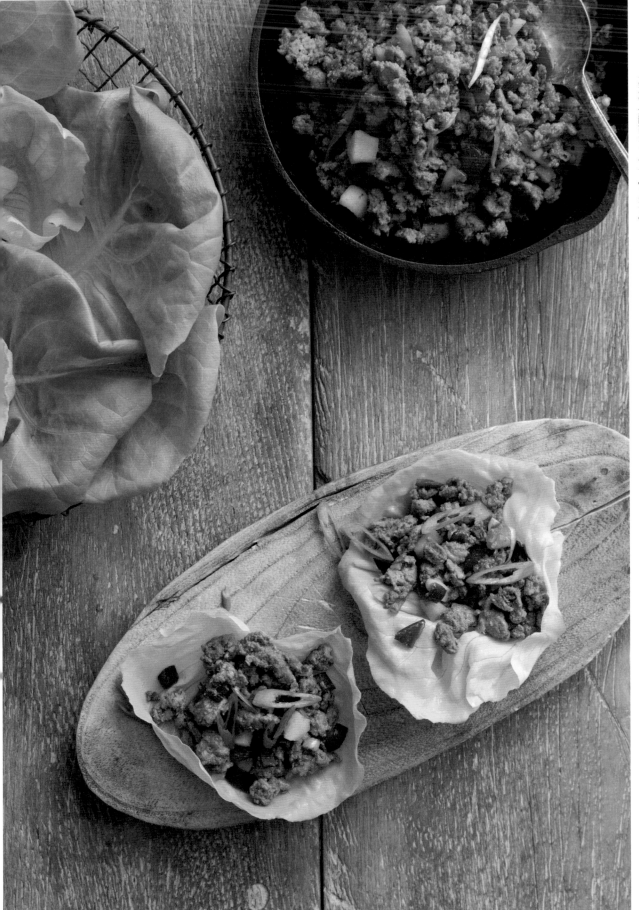

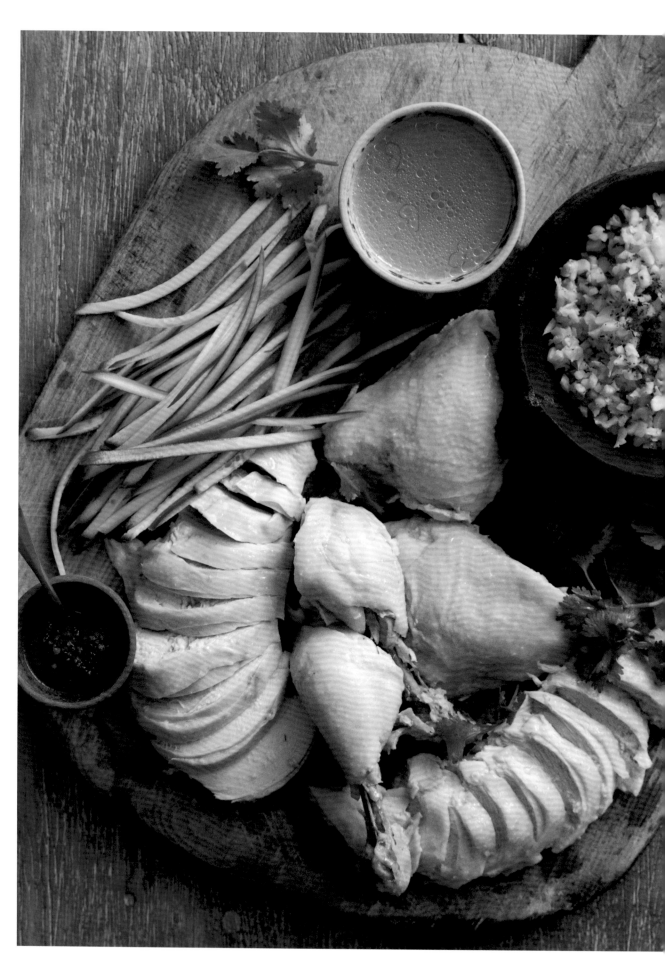

海南雞飯
HAINANESE
CHICKEN WITH
KETOFLOWER RICE

每份
總碳	淨碳	蛋白質	脂肪
14g	10g	47g	30g

- 準備時間：**25** 分鐘
- 烹飪時間：**60** 分鐘
- 份　　量：**4** 人份

海南雞飯是新加坡菜，顧名思義，它來自中國海南。當華人移民帶著這道菜來到新加坡，它馬上大受歡迎，幾乎遍佈了新加坡的每一條美食街。在新加坡人的成長過程中，這道傳統的菜肴就成了主食。

現在我用花椰菜米來做生酮海南雞飯，還保留著雞的特有香味。

▌雞肉材料

- 1 整隻雞（約 1.8 公斤），最好是有機的
- 2 湯匙粗粒鹽
- 1 湯匙鹽
- 10 公分長的生薑段，切成片
- 3 瓣大蒜
- 2 根青蔥，結成一個大結
- 適量水

▌生酮花椰菜米

- 2 湯匙雞油或鴨油
- 3 瓣大蒜，剁成蒜末
- 3 公分長的生薑段，去皮，剁成薑末
- 1 個大小中等的花椰菜，剁碎成米粒
- 1/4 杯預先準備好的雞湯
- 1/2 茶匙芝麻油
- 1 茶匙鹽

▌湯汁材料

- 雞肉的汁液
- 1 湯匙日本醬油（或低碳醬油）
- 3 茶匙芝麻油
- 3 茶匙蔥油，煎炸紅蔥形成的油
- 一小撮鹽，調味用

▌裝飾和蘸料

- 1/4 茶匙鹽
- 1/2 茶匙芝麻油
- 1 根黃瓜，切成薄片，或切成長細絲，用來鋪盤
- 1 顆紅蔥，切成圓片，煎炸酥脆，將油留下來用來做湯汁配料
- 2 根青蔥，剁碎
- 2 湯匙自製大蒜辣椒醬

作法

海南雞

1. 將粗粒鹽塗抹在整隻雞的外皮，讓雞皮滑潤，之後將雞裡裡外外沖洗乾淨。
2. 在雞的裡裡外外塗上鹽。在雞裡面塞上薑片、大蒜和青蔥。將雞胸朝下放在大湯鍋裡，加入水，稍微淹過雞。用大火將鍋燒開，接著調小火燉煮 25 分鐘。關掉火，蓋上鍋蓋，讓它繼續燜大約 15 分鐘。
3. 在雞胸最厚部分靠近大腿關節處插入溫度計，不要碰到雞骨頭。讀數要為 75℃。
4. 從湯中取出雞，放入冰水中 5 分鐘使其冷卻。冰水能讓肉質柔嫩，讓雞皮口感更有勁道。去掉生薑、大蒜和青蔥。
5. 將湯留在鍋中，用來做花椰菜米和配菜用的雞湯。
6. 將雞從冰水中取出，放在盤子上，蓋上鋁箔紙，讓雞靜置 20 分鐘，同時準備其他配料。
7. 從靜置的雞身上收集肉汁，倒入小平底鍋。加熱雞汁，加入醬油、芝麻油和鹽，放置一旁備用。

生酮花椰菜米

1. 在炒鍋或平底鍋中，用中大火加熱 2 湯匙雞油或鴨油，加入薑末和蒜末翻炒，直至冒出香味。
2. 加入花椰菜米翻炒，直至五成熟。
3. 加入雞湯、芝麻油、鹽，混合均勻，翻炒花椰菜米，直至炒熟透變軟。
4. 保溫，準備上菜。

雞湯

1. 將煮熟的雞從湯中取出後，把火候調高，慢燉 10~15 分鐘，讓口味更加濃稠。加上鹽和芝麻油調味，上桌之前撒上青蔥。

擺盤

1. 將雞切開，放在盤子上，一邊放上黃瓜。在雞肉上滴上溫乎乎的雞汁，並撒上青蔥。
2. 將生酮花椰菜米分裝在米飯碗裡面，撒上一點酥脆炸蔥。
3. 將大蒜辣椒醬放在小碟子上，用作蘸料。
4. 將熱乎乎的雞湯裝入湯碗，撒上剩餘的酥脆炸蔥。

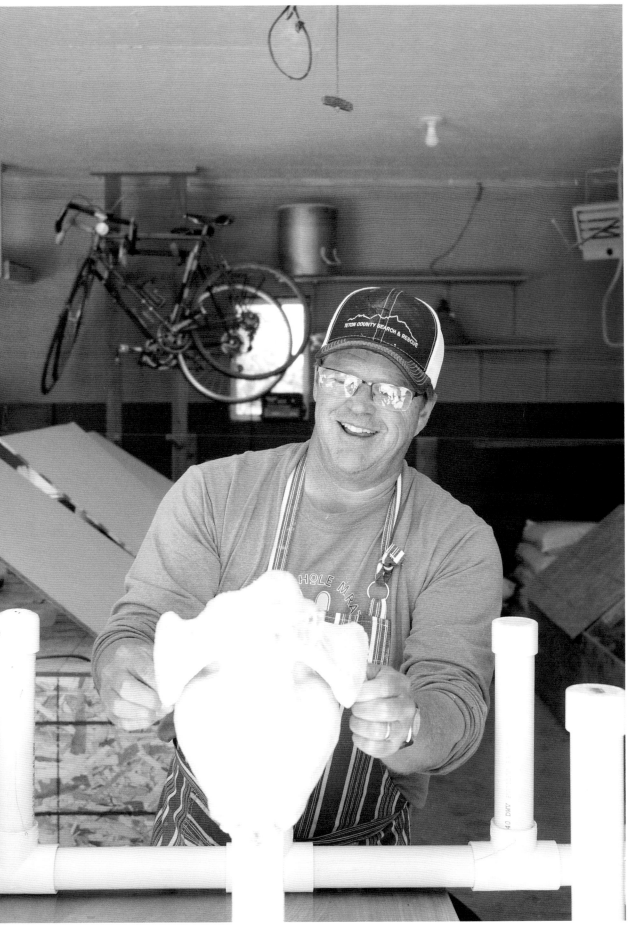

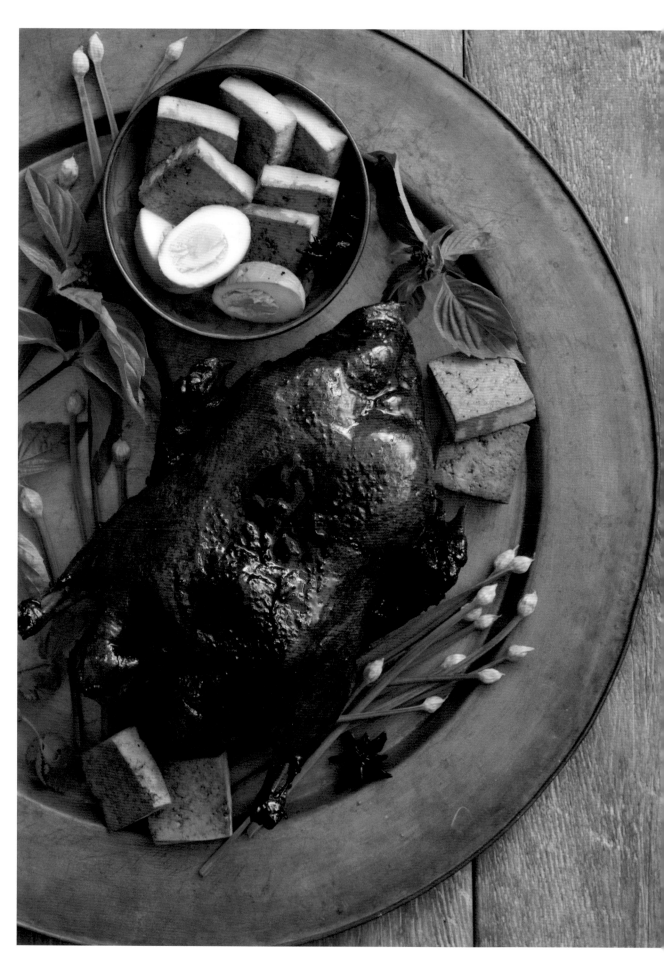

潮州滷鴨
TEOCHEW BRAISED DUCK

每份

(總碳 **3**g) (淨碳 **2**g) (蛋白質 **37.5**g) (脂肪 **44**g)

- 準備時間：**45** 分鐘
- 烹飪時間：**120** 分鐘
- 份　　量：**6** 人份

這個潮州滷鴨食譜是我奶奶首創的，後來傳給我媽媽，我媽媽又接著花了 50 年的時間來改良這個食譜。小時候，兄弟們和我一直都很喜歡吃媽媽做的這道滷鴨。現在我每一次做這道滷鴨時，都會儘量將口味做得更好！

在新加坡，潮州滷鴨是非常受歡迎的美味佳餚，通常跟白米粥或芋頭飯一起吃。因為我知道米飯會影響血糖升高，所以我上這道菜的時候，就配上蔬菜或新鮮的沙拉，來增添菜肴的豐富口感。

我喜歡用一整隻鴨來做這道滷鴨，因為它含有大量的美味脂肪，使湯汁可口。你也可以只用鴨胸或鴨腿來做這道菜，這樣就能縮短烹飪時間。

▌材料

- 1 整隻鴨（約 1.2 公斤）
- 1 湯匙粗鹽
- 1 茶匙五香粉
- 2 湯匙木糖醇
- 3 湯匙日本醬油
- 2 湯匙低碳醬油
- 3 湯匙水
- 6 個水煮蛋
- 1 盒（450 克）軟硬適中的豆腐
- 3 整個八角
- 1 整個大蒜頭，蒜瓣分開，帶蒜皮
- 1 整顆紅蔥，剝皮，輕輕搗碎
- 5 公分長的生薑，搗碎
- 4 公分長的南薑（高良薑），搗碎
- 1 湯匙米醋
- 足量水
- 適量鹽
- 2 根青蔥，作配菜
- 韭菜，作配菜
- 香菜，作配菜

▌作法

1. 煮沸一大鍋水，小心翼翼地將鴨子放入水中，每一面各灼 3 分鐘。這個步驟有助於收縮鴨皮，打開毛孔。從鍋中取出鴨子，以冷水沖洗，去掉泡沫，再用鑷子去掉小羽毛。

2. 將鴨子放涼，接著用紙巾擦乾水分。將粗鹽塗抹於整隻鴨身，沖洗鴨子，去掉上面的鹽分，用紙巾擦乾水分。這一步驟有助於讓鴨皮變得更加光滑，口感更好。

3. 將鴨子全身塗上五香粉，讓它靜置 15 分鐘。

4. 將鍋加熱到中高溫，融化木糖醇，攪拌木糖醇直至溶解。將溫度降低到低溫，加入 2 種醬油、和 3 湯匙水攪拌。加入水煮蛋使其上色，把水煮蛋取出放在碗裡。加入豆腐使其上色，把豆腐取出放在另一個碗裡。保溫待用。

5. 在湯汁中加入八角、大蒜、紅蔥、生薑和南薑。小心地將鴨子放入鍋中，蘸上醬汁調味。將鴨胸向下放置，加醋和足量水到鴨的 3/4 高度處。將水燒開，接著降火至小火慢燉，蓋上鍋蓋，煮大約 2 小時。每 20 分鐘檢查一次鴨，輕輕地搖動鴨，淋上醬汁，確保沒有粘鍋或燒焦。

6. 慢燉一小時之後，將鴨翻過去，多加點水，直至鴨半身處，繼續燉煮一小時，每 20 分鐘攪拌一次。鴨煮至鬆軟後，嘗一嘗醬汁，如有需要的話，加點鹽。將鴨子放到砧板上。丟棄八角、大蒜、紅蔥、生薑和高良薑。在醬汁中加入水煮蛋和豆腐，輕輕攪拌，讓它們全都泡在醬汁裡，關火。

7. 將鴨肉切開，放在大盤子上，周圍擺上豆腐、雞蛋，淋上熱呼呼的醬汁。上菜之前撒上青蔥、韭菜和香菜。

★ **祕訣**：剩下的鴨骨第二天可以用來做高湯。將所有的鴨骨放在鍋裡面，倒入水，燉上 45 分鐘。把鴨骨取出丟棄，再加上剩下的鴨肉絲和蔬菜，就可以做出美味的鴨湯。

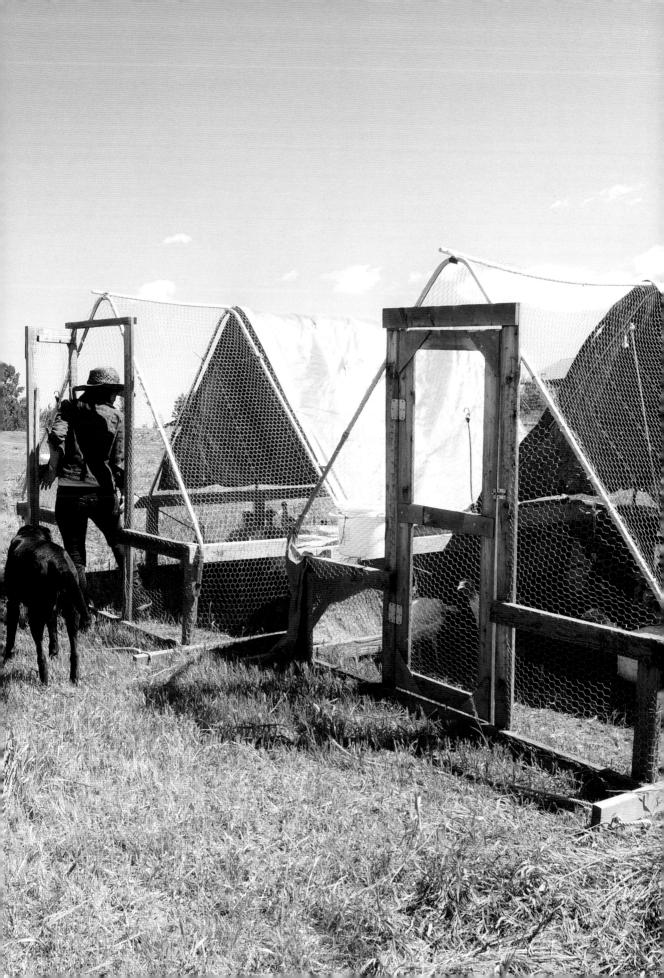

魚類與海鮮

新加坡是個島國，有個主體島嶼和 62 個小島，位於熱帶大洋地帶，所以魚類和海鮮是日常飲食中的主要部分。從老爸還是小夥子的時候起，他就很喜歡吃魚，所以每天都會出海去釣魚。他會從建在海岸邊木板路上的村舍小屋中出發，村舍小屋中擺放著漁網、漁鉤和小漁船用的燃油。他總是滿載而歸，把最好的留給奶奶和自己之後，才把剩下的拿到鄉村市集上去賣。小時候，老爸也帶著我到漁村裡，教我如何選擇最新鮮的魚：魚眼必須要亮，要發光，要圓潤；鱗片必須要有光澤；沿著魚臉上看去，魚鰓必須是紅色的，不可以是黑色或棕色的。每次去魚市的時候，我都會想起自己的老爸，想起他臉上燦爛的笑容！

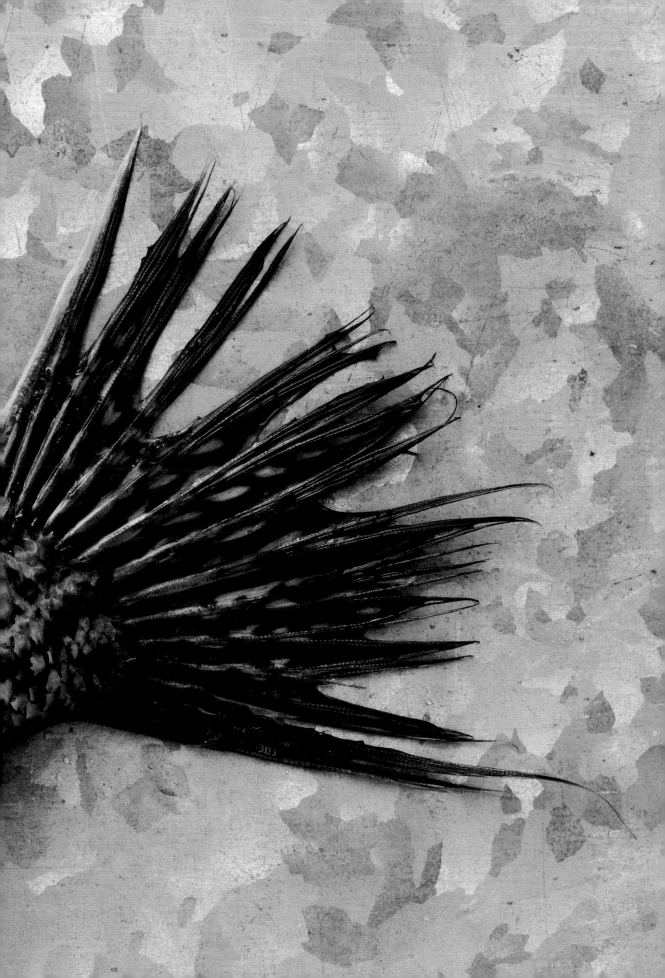

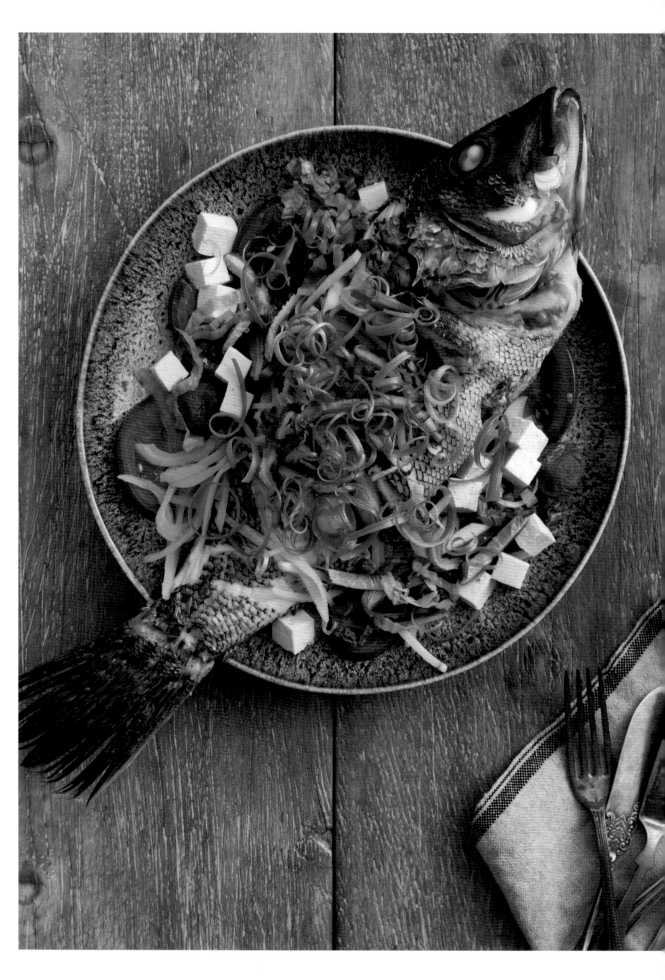

潮州蒸魚
TEOCHEW STEAMED FISH

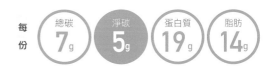

每份	總碳 **7**g	淨碳 **5**g	蛋白質 **19**g	脂肪 **14**g

我父親幾乎每隔一天都會吃這道菜，卻吃不厭。這道菜配料繁多，每一口吃起來都別有風味。蒸魚要用最新鮮的整條魚或魚片，這樣口感更為豐富。

- 準備時間：**30** 分鐘
- 烹飪時間：**15** 分鐘
- 份　　量：**4** 人份

材料

- 1 條大小適中的魚（石斑魚、紅鯛魚或任何魚），洗淨
- 3 公分長的薑片，去皮，切絲
- 1 個大小適中的番茄，切成小塊
- 2 個乾香菇，泡水，切成薄片
- 85 克備好的酸菜，切成薄片
- 200 克大小中等的豆腐，切成小方塊
- 2 顆話梅
- 1 湯匙日本醬油（或低碳醬油）
- 3 湯匙水
- 3 湯匙橄欖油
- 2 個蒜瓣，剁碎
- 1 又 1/2 湯匙紹興黃酒
- 1 根青蔥，切成薄片

作法

1. 將魚在冷水中沖洗，用紙巾擦去水分。
2. 在魚身（肉的部分）兩側斜切。將魚放在耐熱玻璃盤子中，在魚肉和盤子四周撒上生薑、番茄、香菇、酸菜、豆腐和話梅，在魚肉上滴上醬油和水。
3. 在炒鍋或湯鍋上放上蒸籠，加水，注意水不能碰到蒸籠的底部，將水燒開。蓋上蓋子將魚蒸上 15 分鐘。如果魚更大一點，可能要多點時間來烹煮。過 10 分鐘檢查一下，如果魚眼突出來，魚肉容易碎成片兒，魚就蒸好了。注意不要蒸過頭了，那樣魚肉會很難咀嚼。
4. 蒸魚的時候，在小鍋上將橄欖油加熱，煎炒蒜末，直至冒出香氣。加入紹興黃酒，關掉火。放置一旁備用。
5. 當魚蒸好後，小心地從蒸籠裡面拿出來，在魚身上滴上蒜末油，撒上青蔥。馬上上菜。

三文魚生魚片沙拉（撈喜）

SALMON SASHIMI SALAD

每份 | 總碳 **10**g | 淨碳 **6**g | 蛋白質 **8.5**g | 脂肪 **43**g

- 製作時間：**40** 分鐘
- 份　　量：**4** 人份

我們華人稱之為「魚生」，日本人稱之為「撒西米」生魚片。這道生魚片沙拉色彩豐富，很喜慶，是用來慶祝華人農曆新年的一道菜。因為用筷子「撈起」這道沙拉就意味著「撈得風聲水起」的意思。我和家人全年都喜歡這個有趣的「撈起」菜，我們會用筷子將它們拌在一起！

▌材料

- 1/2 杯橄欖油
- 6 湯匙檸檬汁
- 1/2 湯匙芝麻油
- 100 克三文魚，去皮，切成薄片
- 1 杯白蘿蔔，切成絲
- 1/2 杯胡蘿蔔，去皮，切成絲
- 1/2 杯黃瓜，切成絲
- 1/2 個紅辣椒，切成絲
- 6 片醃漬生薑薄片

- 4 棵香菜，切碎
- 1/4 杯烤花生，剁成碎末
- 1/4 杯脆豬皮，壓碎
- 2 湯匙紅蔥，煎炸酥脆
- 1 茶匙白芝麻
- 1/2 茶匙五香粉
- 1/2 茶匙白胡椒粉
- 1/2 茶匙肉桂粉

▌作法

1. 將橄欖油、檸檬汁、芝麻油放在小碗中攪拌在一起，備用。
2. 將三文魚片放在盤子上，將所有蔬菜、生薑、香菜和花生堆成小堆，放在魚肉周圍。
3. 在盤子上撒上脆豬皮、酥脆炸蔥、芝麻、五香粉、白胡椒粉、肉桂粉。將調味汁均勻地淋在沙拉上。

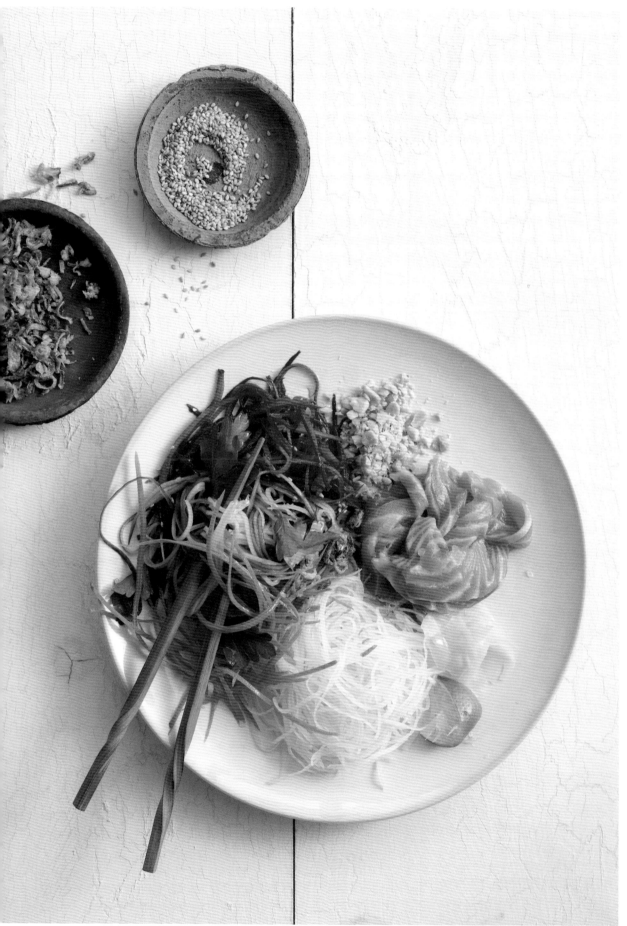

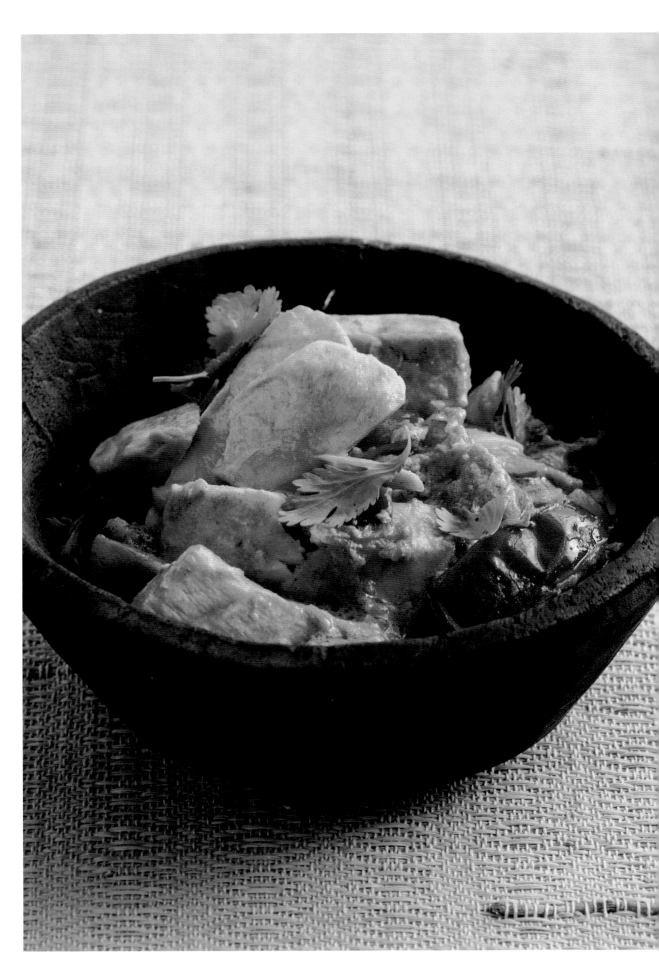

羅望子
咖哩三文魚
SALMON TAMARIND
CURRY

每份

- 總碳 **14**g
- 淨碳 **11**g
- 蛋白質 **37**g
- 脂肪 **37.5**g

- 準備時間：**15** 分鐘
- 烹飪時間：**15** 分鐘
- 份　　量：**2** 人份

這是土生華人菜系中另一道流行的菜肴，羅望子是關鍵配料。羅望子為咖哩添加了濃郁的酸甜味，烹飪過程中的香味如入仙境，讓你口水直流。我喜歡將這道菜跟小菠菜沙拉一起上，用咖哩汁作為調味汁。

▌材料

- 1 棵紅蔥，剁碎
- 3 公分長的生薑段，去皮，切成薄片
- 1 個蒜瓣
- 1 湯匙海鮮咖哩粉（我用的是峇峇 BABA'S 魚咖哩粉）
- 3 湯匙水
- 2 湯匙羅望子果肉
- 1/4 杯熱水
- 3 湯匙椰子油
- 1/4 杯紅洋蔥，剁成小丁
- 1/2 杯椰奶
- 2 塊（170 克）三文魚，去皮，切成 1.5 公分厚的魚片
- 1 個番茄，切成塊
- 1 茶匙低碳醬油
- 鹽
- 2 湯匙香菜，剁碎

▌作法

1. 將紅蔥、生薑和大蒜放入食物調理機，攪拌至形成滑潤的醬料，備用。

2. 在小碗中拌入咖哩粉和水，形成醬料，備用。

3. 將羅望子果肉泡在熱水中 15 分鐘。冷卻後，用手指捏羅望子果肉，擠出汁液，去掉羅望子果，將汁液留下。

4. 將椰子油倒入炒鍋或平底鍋中用中火加熱，加入蔥醬翻炒大約 30 秒鐘直至冒出香味。拌入咖哩醬，加入紅洋蔥翻炒 1 分鐘。

5. 倒入椰奶，煮沸。將洋蔥推到鍋的一邊，加入魚片，輕輕地將魚片攤在鍋中間。把魚煮 1 分鐘，小心地將每一片魚片翻過來，再煮 1 分鐘。在魚片上灑上羅望子咖哩汁，加入番茄，非常輕柔地翻炒。

6. 將所有配料再煮 1 分鐘直至魚片熟透。加入醬油，先嘗一嘗味道再決定是否需要加鹽。撒上香菜，接著就可以上菜了。

參巴魷魚
SAMBAL SOTONG

	總碳	淨碳	蛋白質	脂肪
每份	16g	14g	25g	28g

參巴馬來盞辣椒醬會增添魷魚的口味。這道菜呈現在餐桌上的樣子很喜慶，是聚餐的上上之選！

- 準備時間：**15** 分鐘
- 烹飪時間：**10** 分鐘
- 份　　量：**2** 人份

材料

- 300 g 新鮮魷魚（烏賊），洗淨，身子切成圓圈，頭部整個留著
- 4 湯匙豬油
- 1 湯匙自製參巴馬來盞辣醬
- 1 湯匙番茄醬
- 1/2 杯黃洋蔥，切碎

- 1/3 杯黃椒，切碎
- 1/3 杯黃瓜，切碎
- 1/4 茶匙鹽
- 1 湯匙檸檬汁
- 2 湯匙香菜，剁碎
- 1 個紅辣椒，切成薄片

作法

1. 燒開一小鍋水，把魷魚汆燙至變白色。瀝乾水分，備用。
2. 在炒鍋或平底鍋中放入豬油加熱，加上參巴辣椒醬、番茄醬，輕輕拌炒 30 秒鐘，再放入洋蔥、黃椒和黃瓜拌炒。高溫煮上 1~2 分鐘，直至蔬菜稍微軟化。
3. 加上汆燙好的魷魚，將所有材料拌在一起。高溫再快炒 30 秒鐘，熄火。加鹽調味，滴上檸檬汁，撒上香菜和紅辣椒。

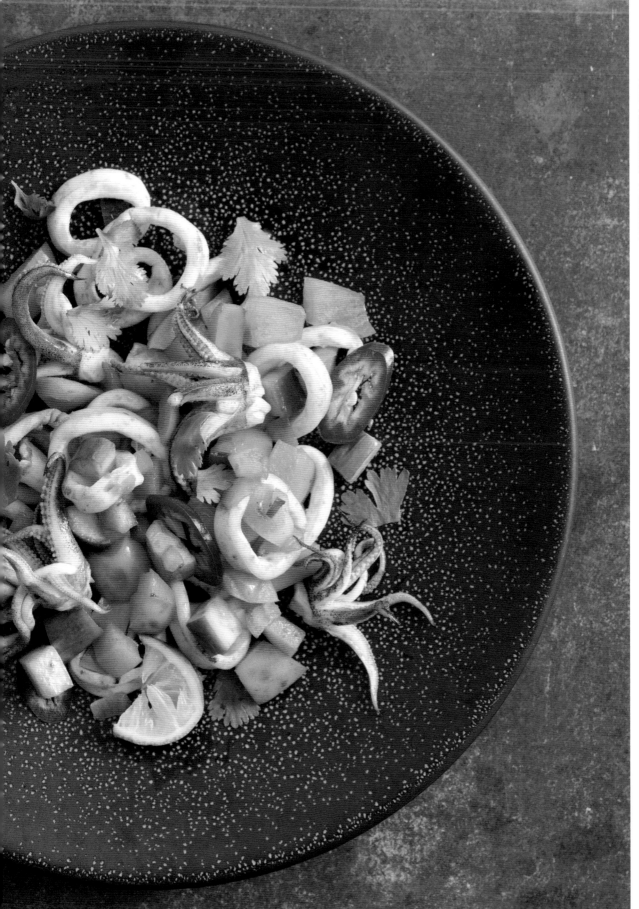

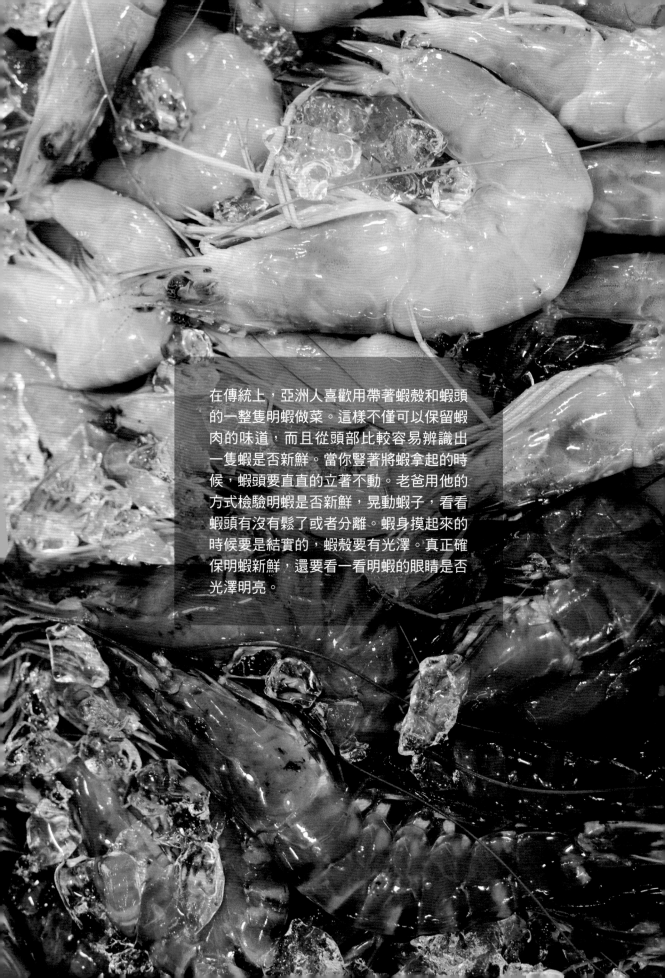

在傳統上，亞洲人喜歡用帶著蝦殼和蝦頭的一整隻明蝦做菜。這樣不僅可以保留蝦肉的味道，而且從頭部比較容易辨識出一隻蝦是否新鮮。當你豎著將蝦拿起的時候，蝦頭要直直的立著不動。老爸用他的方式檢驗明蝦是否新鮮，晃動蝦子，看看蝦頭有沒有鬆了或者分離。蝦身摸起來的時候要是結實的，蝦殼要有光澤。真正確保明蝦新鮮，還要看一看明蝦的眼睛是否光澤明亮。

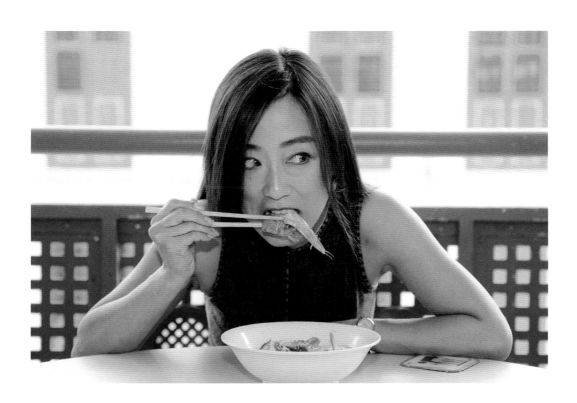

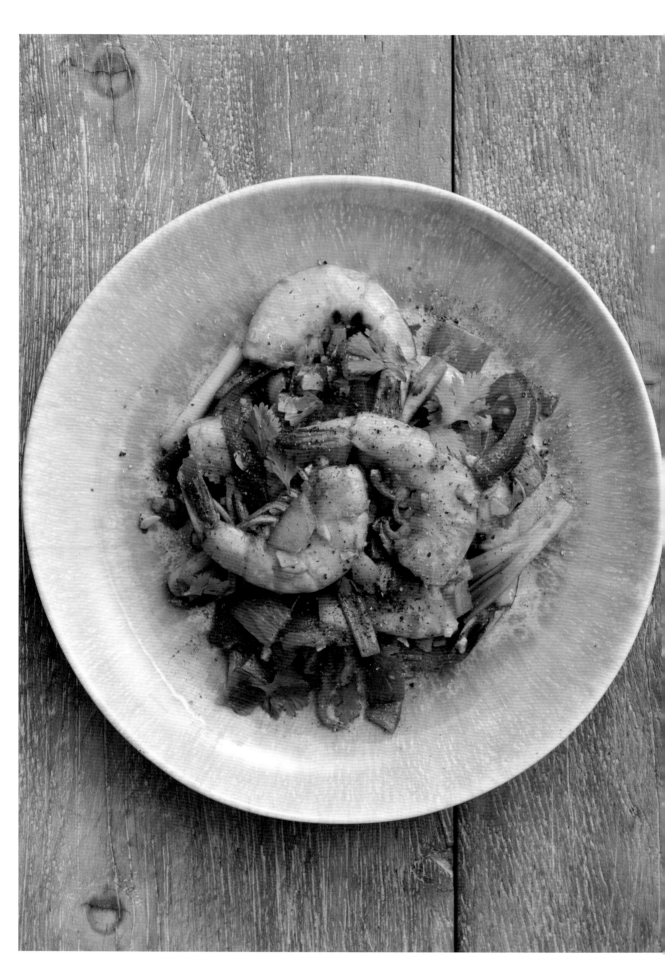

甜辣蝦
SWEET AND SPICY SHRIMP

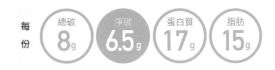

| 每份 | 總碳 8g | 淨碳 6.5g | 蛋白質 17g | 脂肪 15g |

- 準備時間：**20** 分鐘
- 烹飪時間：**10** 分鐘
- 份　　量：**4** 人份

在亞洲，很多人都喜歡用帶著蝦頭和蝦殼的蝦來做這道菜，吃的時候就先吸掉蝦殼上的醬汁，讓味道充滿所有味蕾，然後再剝掉蝦殼吃蝦肉。

在我目前居住的這山裡面很難找到帶蝦頭的蝦，只有帶著蝦殼的。我用廚房剪刀從蝦脖子處向下到蝦尾剪開蝦殼，去掉背部的腸泥。剪開蝦殼會讓美味的醬汁滲透到蝦裡面，在餐桌上剝起來也比較容易些。

這道菜的烹飪時間只要幾分鐘，所以在開始烹飪之前，需要將所有的材料準備好，放在爐灶旁邊。

材料

- 4 湯匙橄欖油
- 1/2 杯紅洋蔥，剁成小丁
- 3 個蒜瓣，剁成小丁
- 3 公分長的生薑，去皮，剁成薑末
- 450 克大蝦，去腸泥，保留蝦殼
- 2 湯匙番茄醬，混合 1 湯匙水
- 1 湯匙自製大蒜辣椒醬
- 1 茶匙木糖醇
- 1 個番茄，切成塊
- 3 湯匙水
- 2 根青蔥，切成 5 公分長的蔥段
- 1/2 茶匙黑胡椒粉
- 1/4 茶匙鹽
- 2 湯匙香菜，剁碎，用於裝飾
- 1 紅辣椒，切成片，用於裝飾

作法

1. 將橄欖油倒入大平底鍋裡用中火加熱。加入紅洋蔥、大蒜和生薑，翻炒大約 3 分鐘直至冒出香味。加入蝦，翻炒 1 分鐘，直至蝦五成熟。

2. 拌入番茄醬、大蒜辣椒醬和木糖醇，加入番茄、水和青蔥。再翻炒 2 分鐘，或直至蝦不透明，完全熟透。

3. 熄火，加上黑胡椒粉和鹽調味。撒上香菜和紅辣椒，接著上菜。

★ 注意：最重要的是要有足夠的醬汁充分地包裹著明蝦，嘗起來有點甜，稍微有點辣。帶著蝦殼會讓這道菜口味更加豐富，所以吃的時候，不要怕用手剝蝦殼，多給客人一些餐巾紙就行了！

椰子蝦
COCOUNT SHRIMP

<table>
<tr><td rowspan="2">每份</td><td>總碳</td><td>淨碳</td><td>蛋白質</td><td>脂肪</td></tr>
<tr><td>14g</td><td>4g</td><td>21g</td><td>60g</td></tr>
</table>

跟很多人一樣，我也喜歡吃香脆的油炸食物，所以要如何享用到不沾麵糊的香脆炸蝦對我來説很重要。答案就是用不加糖的椰子肉做沾料，在椰子油裡面炸。我用這道菜在聚會時作餐前菜總能讓人印象深刻，或也可當成美味的午餐跟生菜一起吃。它嚼起來有著美味的清脆口感，讓人非常滿意。

- 準備時間：**10** 分鐘
- 烹飪時間：**20** 分鐘
- 份　　量：**4** 人份

材料

- 1/2 杯無糖碎椰子肉
- 1 茶匙咖哩粉
- 1/8 茶匙鹽
- 1/4 茶匙黑胡椒粉
- 450 克大蝦，去殼，去腸泥，帶蝦尾
- 1 顆雞蛋，打碎
- 6 茶匙椰子油，用於炸蝦

作法

1. 在碗中將碎椰子肉跟咖哩粉混合在一起，用鹽和胡椒粉給蝦調味。

2. 在平底鍋中用中大火將椰子油加熱。逐一將蝦蘸上蛋液，讓多餘的蛋液滴掉，接著在蝦身上裹上碎椰子肉，滑入到熱油裡面炸。

3. 將蝦炸一分鐘，直至椰子肉變得金黃。將蝦翻過來，另一側再炸一分鐘，或直至它們都炸熟透，所有的椰子肉都變得金黃。一批批地煎炸蝦，將蝦擺放在鋪有烘焙油紙的烤盤中。炸完馬上上菜。

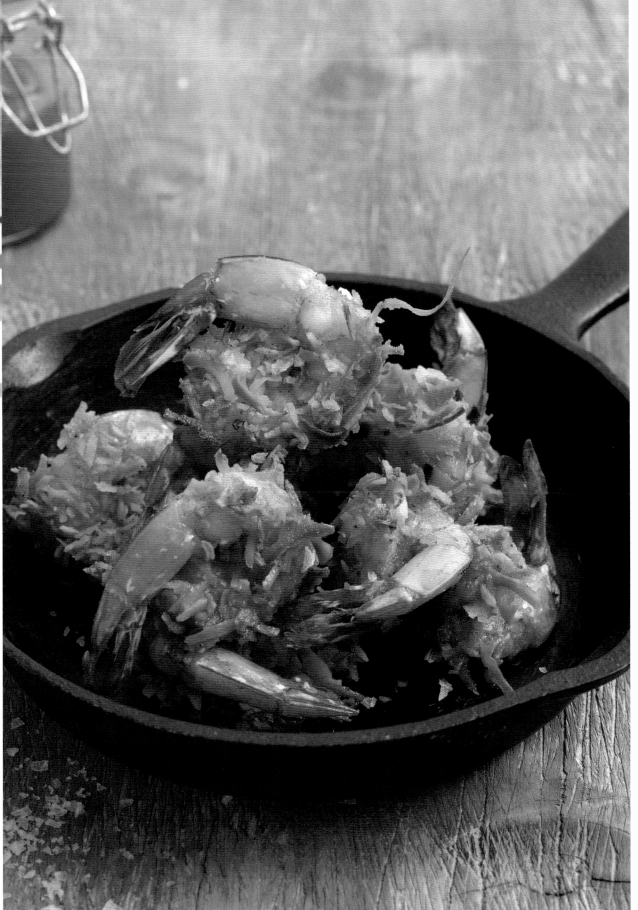

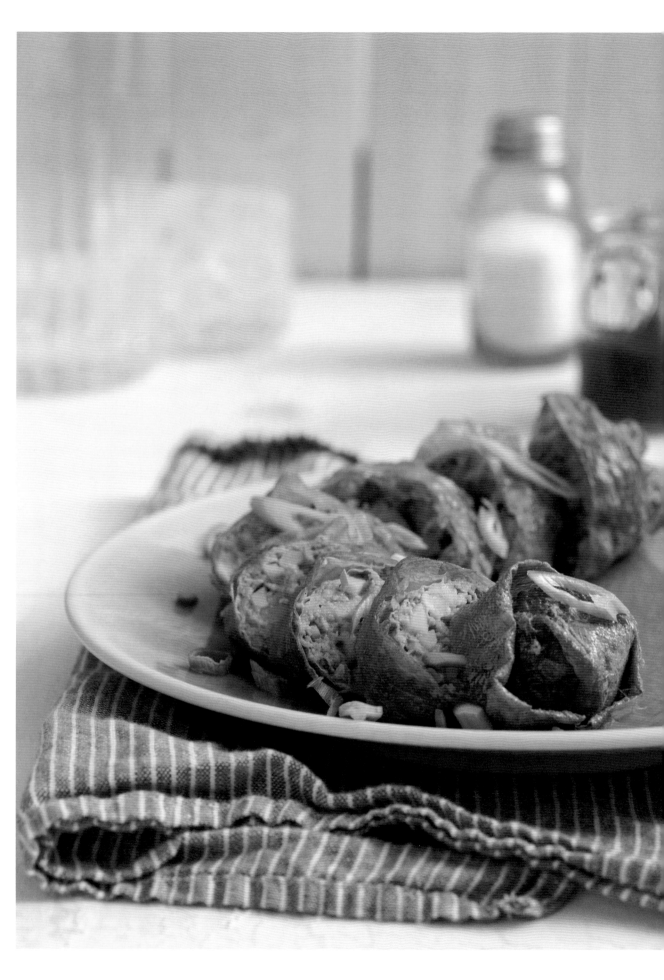

五香卷
NGO HIANG ROLL

每份	總碳 13g	淨碳 11.5g	蛋白質 48g	脂肪 55g

「五香」的意思是「五種香料」，是這個酥脆可口的菜肴主要的味道。我母親教會我怎麼用豆腐皮做五香卷，通過煎炸讓五香卷產生奇妙的酥脆感。這些五香卷可以作為極好的點心，若與綠色沙拉或蔬菜配菜搭配食用，就變身成為美味的晚餐。

- 準備時間：**30** 分鐘
- 烹飪時間：**15** 分鐘
- 份　　量：**4** 人份

材料

- 450 克豬絞肉
- 450 克蝦，去殼，去腸泥，剁碎
- 4 個荸薺，剁碎
- 2 顆雞蛋，打碎
- 1 湯匙芝麻油
- 1 湯匙日本醬油（或低碳醬油）
- 1 茶匙鹽
- 1 茶匙五香粉
- 1/2 茶匙黑胡椒粉
- 1/2 茶匙白胡椒粉
- 1 張豆腐皮，切成 4 張（15 x 20 公分）豆腐皮片
- 1 個蛋黃，打散
- 豬油，用於油炸
- 1 根青蔥，切成片，用於裝飾
- 參巴峇拉煎醬，用作蘸料

作法

1. 將豬絞肉、剁碎的蝦、荸薺、雞蛋、芝麻油、醬油、鹽、五香粉、黑胡椒粉和白胡椒粉放在大碗中一起攪拌，完成後分成 4 等份，放置一旁備用。

2. 將豆腐皮放在砧板上，20 公分長的一側朝向你。用乾淨的濕布擦拭豆腐皮兩面，使其軟化。用勺子舀一份餡料，放在靠近你的 20 公分一側，距離邊緣 5 公分，左右兩側也距離邊緣 5 公分。用豆腐皮卷餡料，同時將兩側折疊起來。繼續卷成圓筒狀。

3. 用你的手指沿著豆腐皮末端輕輕地擦上蛋黃液，將其封住。繼續用同樣的方式卷另外 3 個五香卷。

4. 在炒鍋中或油炸鍋中加入足量的豬油用中大火加熱，達到五香卷的 3/4 處。一旦油熱，輕輕地將五香卷放入油中。每一側炸 3 分鐘，直至五香卷變得金黃色。將五香卷放入鋪有紙巾的盤子中，待涼。將五香卷切成厚片，撒上青蔥，加上自製的參巴峇拉煎醬作為蘸料一起上桌。

蛋皮薄餅卷
POPIAH EGG CREPE

| 每份 | 總碳 18.6g | 淨碳 11g | 蛋白質 16g | 脂肪 24.5g |

薄餅卷是亞洲非常常見的新鮮春捲。傳統上，這道菜用麥麵和米麵來做外皮，它一直都是我最喜歡的街邊小吃或快捷午餐，所以我必須將這道菜改頭換面，做成生酮版本。現在我用雞蛋和義大利乳清乳酪來做外皮，每個蛋皮只含有 1 克碳水化合物。它不僅令人飽足，還很美味！

- 準備時間：**30** 分鐘
- 烹飪時間：**60** 分鐘
- 份　　量：**6** 卷

材料

- 6 湯匙豬油
- 1/2 塊方形（230 克）板豆腐，切成小方塊，拍乾
- 1 顆紅蔥，切成薄片
- 230 克大蝦，去殼，去腸泥，縱向切成一半。剝下來的蝦殼保留勿丟棄
- 1 瓣大蒜，剁碎
- 1 個中型（650 克）的豆薯，去皮，切成絲
- 1/4 杯胡蘿蔔，切成絲
- 10 顆青豆，斜切成片
- 1/4 杯水
- 1 茶匙木糖醇（可省略）
- 1 茶匙鹽

- 1/2 茶匙白胡椒粉
- 4 顆雞蛋
- 1/2 杯義大利乳清乳酪
- 1 湯匙奶油（黃油），融化
- 6 個小生菜葉
- 1/4 杯不加鹽烤花生，剁成粗粒碎末
- 1/4 杯香菜，剁碎
- 6 茶匙自製海鮮醬
- 6 茶匙自製辣椒醬

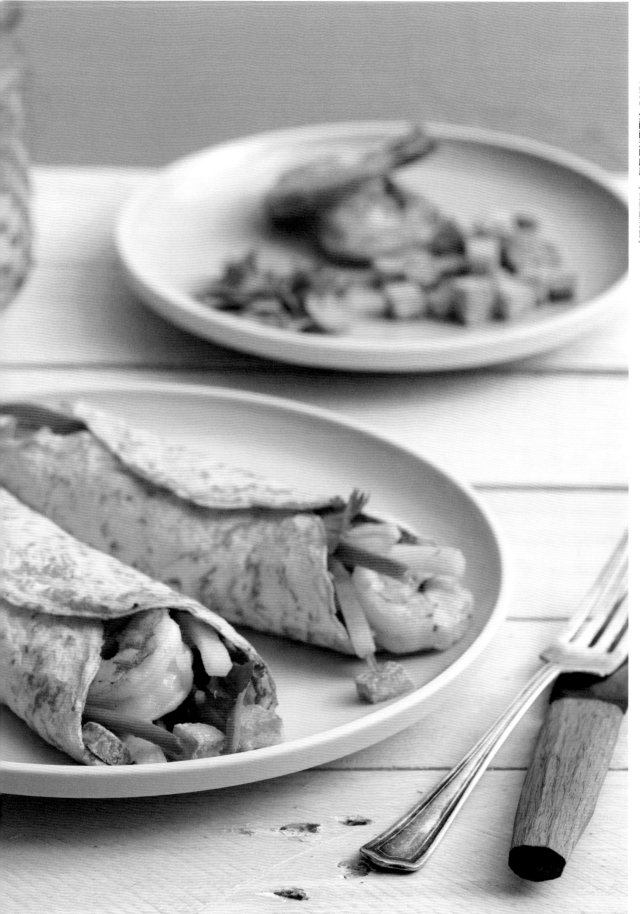

作法

1. 在炒鍋或大平底鍋裡加入 4 湯匙豬油用中火加熱。放入豆腐塊煎炸，直至稍微變金黃色。用勺子盛出來，放在紙巾上吸乾油。

2. 將紅蔥放入到豬油中煎炒，直至酥脆。將其舀出來，放在紙巾上吸乾油。

3. 加入剩下 2 湯匙豬油，炒蝦殼 3 分鐘直至酥脆，讓蝦的味道融入油中。將蝦殼取出，扔掉。加入蝦和大蒜炒 3 分鐘，直至炒熟。取出，備用。

4. 加入豆薯、胡蘿蔔、青豆、水、木糖醇、1/2 茶匙鹽和胡椒粉。降低火候燉煮大約 6~8 分鐘，直至蔬菜變軟。挪到碗裡面，分成 6 份。

5. 用中小火加熱不沾鍋。在碗中攪拌雞蛋、乳酪和剩下的鹽，直至起泡。在鍋中刷上一些奶油，加入 1/4 杯的雞蛋混合物。在鍋中稍微旋轉雞蛋混合物，煎 1 分鐘，或直至邊緣微微變黃。小心地將蛋皮翻過來，再煎一分鐘。當蛋皮做好的時候，放到砧板上冷卻。繼續做剩下的蛋皮。

6. 將蛋皮放在平面上，在每個蛋皮表面抹上 1 茶匙海鮮醬和辣椒醬。將生菜葉放在醬料上，在上面鋪上 1 份蔬菜餡料。

7. 撒上一些油炸豆腐、蝦、油炸紅蔥、花生和香菜。把蛋皮一邊折疊起來，蓋住餡料，輕輕地將所有東西壓住，卷起來。

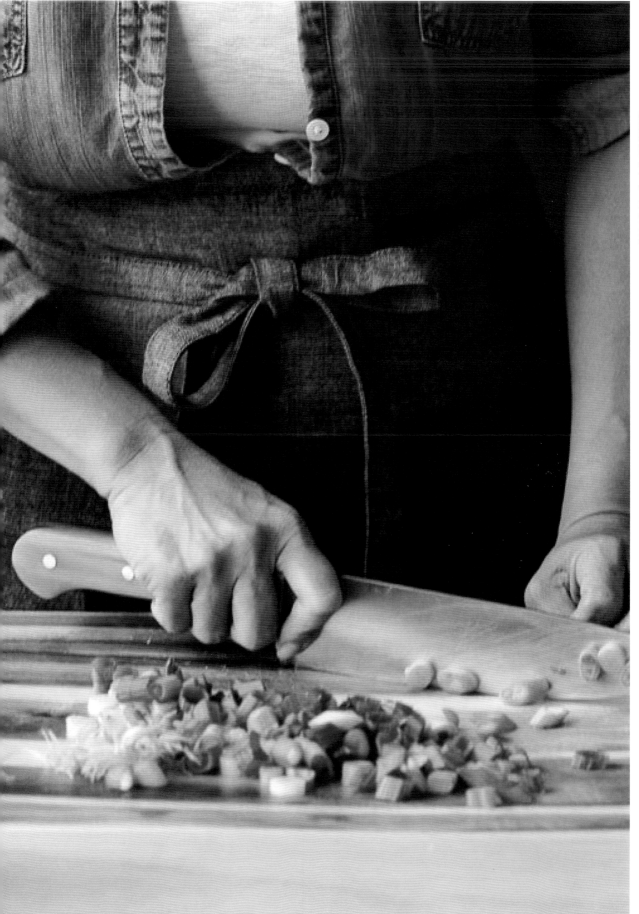

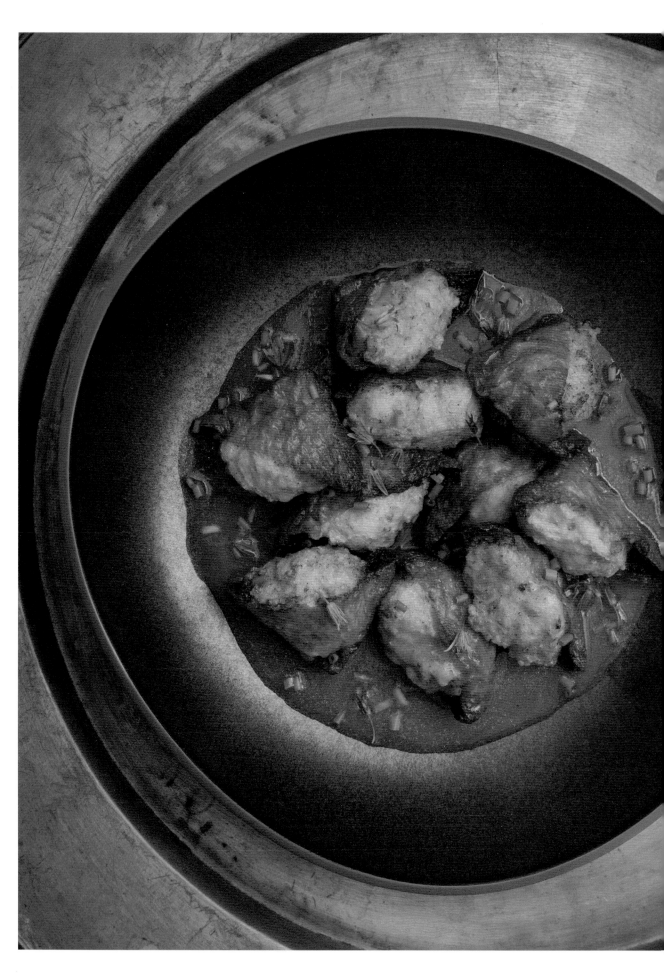

蝦末豆腐包
SHRIMP PASTE STUFFED TOFU SKINS

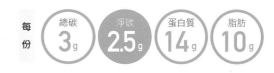

每份

總碳 **3**g ｜ 淨碳 **2.5**g ｜ 蛋白質 **14**g ｜ 脂肪 **10**g

- 準備時間：**15** 分鐘
- 烹飪時間：**15** 分鐘
- 份　　量：**4** 人份

這道菜有所有的好口感：酥脆、柔軟、潤滑、多汁。它是用油豆腐皮做成的，油豆腐皮呈方形，可以在傳統市場買到。它們通常是 4 公分厚，5 公分正方形。斜切攤開時，就形成了一個兜子型，用來裝蝦末。這種豆腐皮就像義大利水餃一樣有耐嚼的口感，經過油炸之後變得非常酥脆。油豆腐皮也可以切成細片，加在湯中或咖哩中。

材料

- 8 隻大蝦（230 g），去殼，去腸泥，縱向切成半
- 1 湯匙紹興料酒
- 1 茶匙橄欖油
- 1/2 茶匙鹽
- 1/2 茶匙芝麻油
- 1 個蛋白

- 1/2 茶匙白胡椒粉
- 4 個油豆腐，斜切成兩半
- 2 杯酪梨油或豬油，用來煎炸
- 1/2 杯雞湯
- 1 湯匙低碳醬油
- 1 湯匙牛明膠粉
- 2 湯匙細蔥，切成絲，用來裝飾

作法

1. 將蝦、料酒、橄欖油、鹽、芝麻油、蛋白和白胡椒粉放入食物調理機中，攪拌成蝦末。用勺子舀蝦末，放到每個油豆腐兜子中，輕輕施力，使蝦末填滿整個兜子。

2. 在炒鍋中加熱酪梨油。當油熱起來的時候，煎炸裝入餡料的油豆腐包，每一側煎炸 2~3 分鐘，直至蝦醬炸熟透，油豆腐皮酥脆。再放到鋪有紙巾的烤盤上吸乾油。

3. 在小平底鍋中用中火加熱雞湯和醬油。拌入牛明膠粉燉，直至調味汁稍微變得濃稠。將油豆腐包放入盤子中，滴上調味汁。撒上細蔥，馬上上菜。

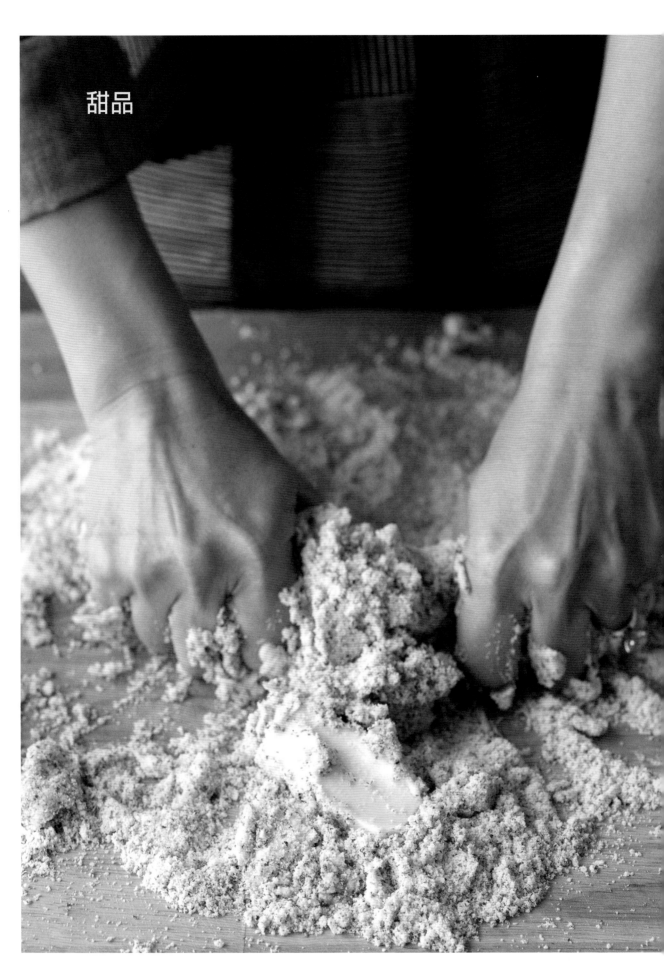
甜品

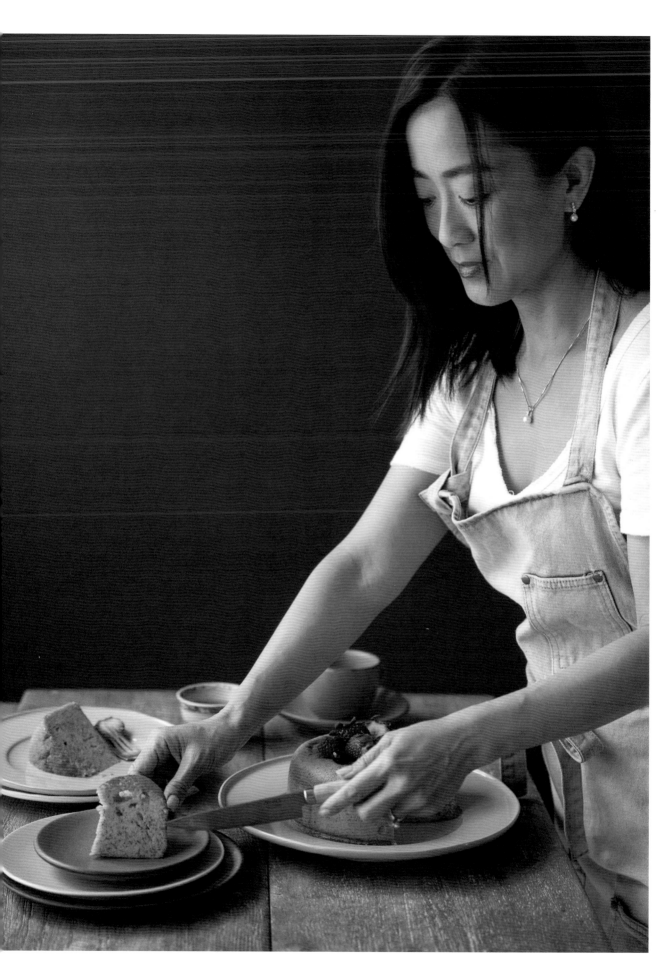

黑芝麻霜淇淋
BLACK SESAME
ICE CREAM

每
勺

總碳	淨碳	蛋白質	脂肪
4.5g	4g	3g	23.5g

- 準備時間：**35** 分鐘
- 冷卻和冷凍時間：**3** 小時
- 份　　量：**14** 勺

我們還能享受美味的霜淇淋嗎？當然可以！下面就是一個例子，讓我們能偶爾以生酮的方式來享受新鮮美味的霜淇淋。絲滑，細膩，口味醇厚，帶著黑芝麻香味。黑芝麻霜淇淋雖然看上去複雜，但是在家製作起來還是相當容易的。

▌材料

- 1/2 杯黑芝麻籽
- 3 杯鮮奶油
- 1/2 杯木糖醇
- 1/8 茶匙鹽
- 6 個蛋黃
- 1 茶匙香草精

▌作法

1. 用研缽和杵將芝麻籽搗成粗糊狀，或將芝麻籽分批放入乾淨的食品研磨機或磨咖啡豆機內磨成粉。

2. 在平底鍋內以中火煮沸鮮奶油、木糖醇、黑芝麻粉和鹽，直到木糖醇溶解。把鍋從火上移開，讓芝麻混合物放涼。

3. 在另一個碗中打散蛋黃，慢慢地將芝麻混合物以細流倒入蛋黃中，一邊倒一邊攪拌，以防止凝固。不要快速大量加入芝麻混合物，否則蛋黃會凝固。

4. 當全部芝麻混合物與蛋液充分混合的時候，將混合物轉移到一個平底鍋中。用中小火燒熱平底鍋，用木勺持續攪拌，根據情況調整火候。不要煮開。直到混合物變得有點濃稠並且覆蓋勺子背面的時候立即關火，持續攪拌，大約需要 10 分鐘。加入香草精，攪拌均勻。

5. 將霜淇淋混合物倒到玻璃容器中，放冷至室溫。在冰箱中冷卻至少 2 個小時或隔夜。

6. 根據製造商提供的使用說明，將混合物放入霜淇淋機中冷凍。將霜淇淋儲存在密封容器中冷凍至少 3 個小時或隔夜。如果你不使用霜淇淋機，可以將霜淇淋混合物放入冰箱，每隔 30 分鐘攪拌一次，直至冰凍。在食用前，讓霜淇淋先放軟到自己喜歡的口感。

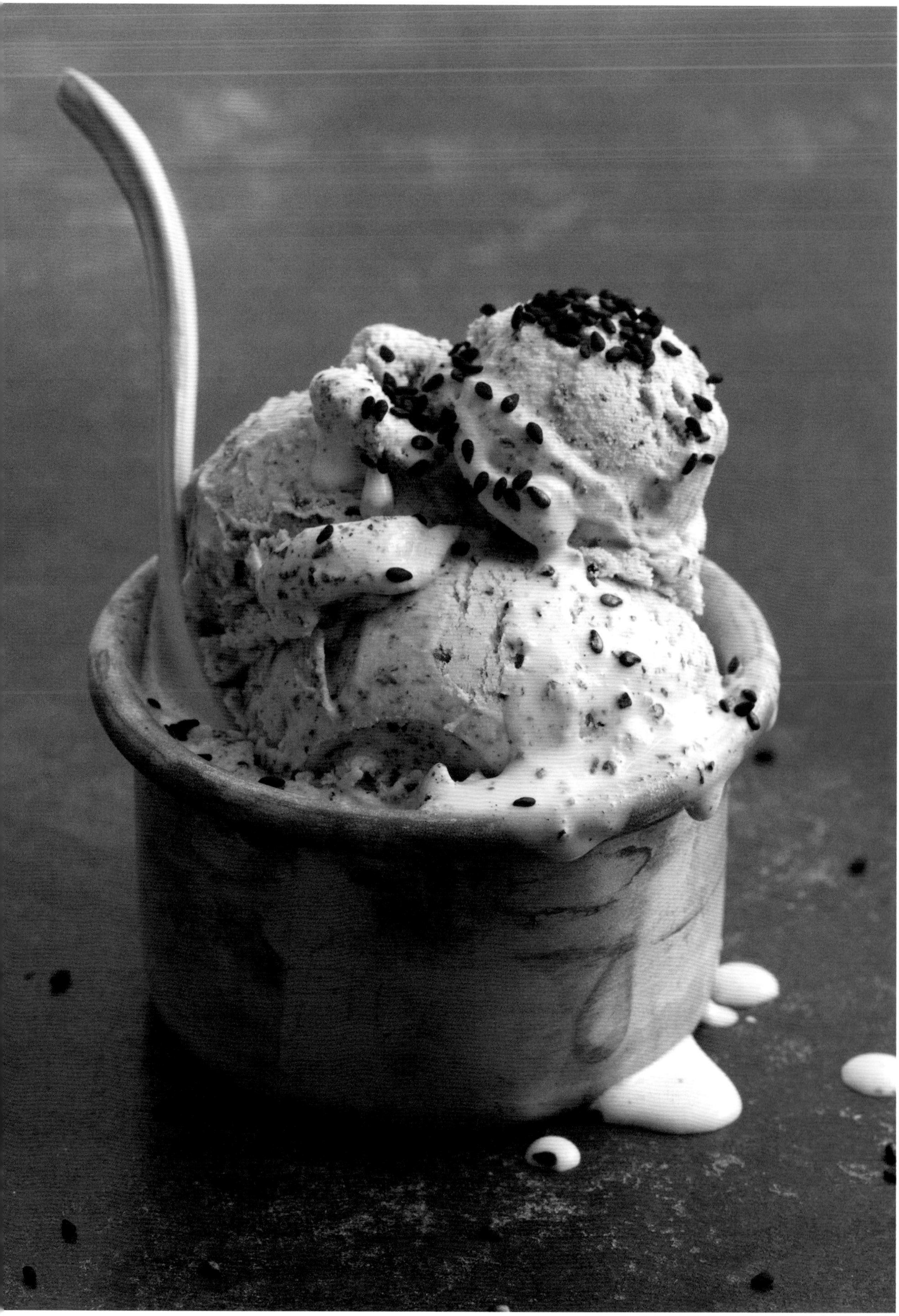

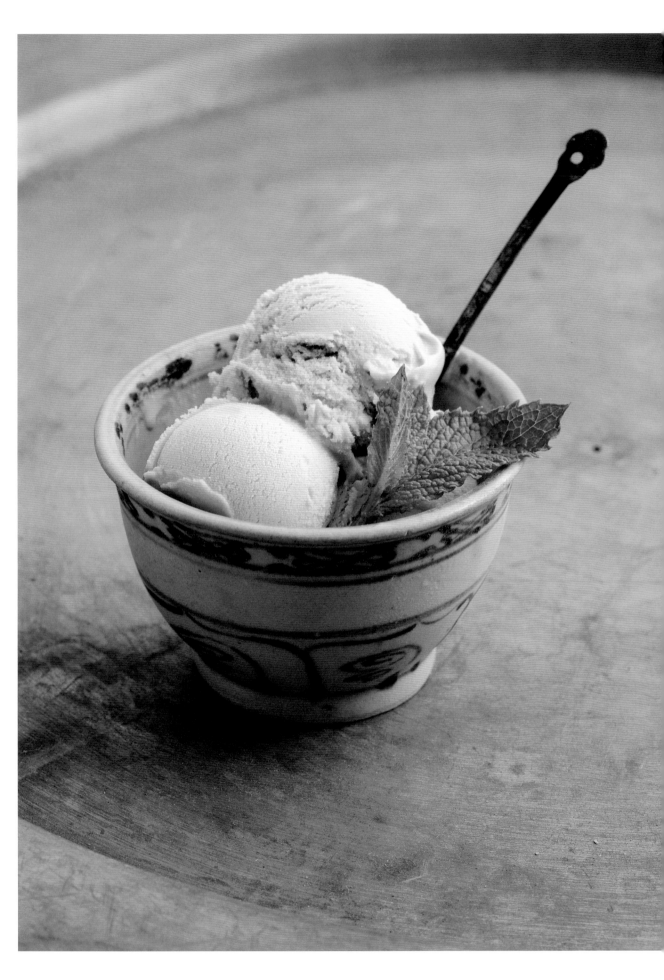

酪梨椰子霜淇淋
AVOCADO COCONUT ICE CREAM

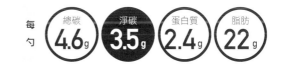

每勺

總碳	淨碳	蛋白質	脂肪
4.6g	3.5g	2.4g	22g

- 準備時間：**35** 分鐘
- 冷卻和冷凍時間：**3** 小時
- 份　　量：**12** 勺

我丈夫是個不吃甜點的人。他的生酮生活裡將甜點完全斷絕了。我從未見過他吃霜淇淋，直到我第一次做了酪梨椰子霜淇淋之後，我就知道我成功了！第二天他還找我要！這個霜淇淋很濃稠、很細滑，因為有奶油、椰漿和豐富的酪梨。這種組合乍聽之下很不合常理，但相信我，這種組合會讓每個人都愛上。

▌材料

- 1 個成熟的酪梨，去掉果核
- 2 杯鮮奶油
- 1 杯（240ml）椰漿
- 1/3 杯木糖醇
- 1 茶匙香草精
- 4 個蛋黃

▌作法

1. 將酪梨果肉用勺子舀出來，放入攪拌器，加上 2 湯匙鮮奶油，攪拌成糊，放置一旁備用。
2. 將一個大小中等的鍋放在爐上以小火上加熱，放入椰漿、剩下的鮮奶油、木糖醇和香草精一起攪拌，直至木糖醇完全溶解。熄火冷卻。
3. 在另一個碗中攪拌蛋黃，直至混合。慢慢地將熱奶油倒入蛋黃中，一邊倒一邊攪拌，防止凝固。不要快速大量加入熱奶油，否則蛋黃會凝固。
4. 將混合物倒到一個平底鍋中。用中小火燒熱平底鍋，用木勺持續攪拌，根據情況調整火候。不要煮開。直到混合物有點變得濃稠並且覆蓋勺子背面的時候立即熄火，持續攪拌，大約需要 10 分鐘。加入酪梨糊，用攪拌棒攪拌，或者將霜淇淋混合物倒入到一般的攪拌器中，攪拌至滑潤。
5. 將霜淇淋混合物倒入玻璃容器中，放冷至室溫。在冰箱中冷卻至少 3 個小時或隔夜。
6. 根據製造商提供的使用說明，將混合物放在霜淇淋機中冷凍，至少 4 個小時或隔夜。如果你不使用霜淇淋機，可以將霜淇淋混合物放入冰箱，每隔 30 分鐘攪拌一次，直至冰凍。在食用前，讓霜淇淋先放軟到自己喜歡的口感。

黑巧克力熔岩蛋糕
DARK CHOCOLATE LAVA CAKE

每份 總碳 12g　淨碳 9g　蛋白質 7.5g　脂肪 35g

- 準備時間：**25** 分鐘
- 烘焙時間：**10** 分鐘
- 份　　量：**6** 人份

很多人都認為要吃得低碳，就要停止享受甜點。幸運的是，這並非事實！實際上，這個黑巧克力蛋糕具有濃烈的巧克力味，中間還有溫熱的黑巧克力熔岩。跟客人聚餐的時候，我經常會做這個甜點，每次總讓他們驚奇的是，這個蛋糕完全是生酮甜點。撒上幾顆覆盆子，不僅增添了色彩，也增加酸味。對於任何一餐來說，它都是完美的句號！

材料

- 170 克無糖 100% 黑巧克力
- 1/2 杯木糖醇
- 10 湯匙（140 克）奶油，室溫下軟化
- 1/4 杯細磨杏仁粉
- 3 個大雞蛋，打散
- 3 個蛋黃
- 1 茶匙香草精
- 2 茶匙橘子味燒酒（可選）
- 6 小方塊（75 克）85% 黑巧克力
- 1/2 杯覆盆子，用於裝飾

作法

1. 將烤爐預熱到 220°C。將無糖巧克力放在耐熱碗裡，置於一鍋慢煮的水之上，隔水融化巧克力，將木糖醇拌入融化的巧克力中，攪拌至溶解，熄火。
2. 在 6 個小模子內抹上軟化的牛油，把其餘的牛油拌入融化的巧克力中。將杏仁粉加入巧克力中，攪拌均勻至無任何結塊。
3. 慢慢的把雞蛋拌入巧克力糊中。加入蛋黃，攪拌至滑潤。在巧克力糊中拌入香草精和橘子味燒酒（如果有準備的話）。將巧克力糊均勻分開倒入小模子中，在每個小模子中心處壓上 1 小塊方形的 85% 黑巧克力，確保巧克力糊蓋住巧克力塊。
4. 將所有的小模子放在烤盤上，移到烤箱中，烘烤 8~10 分鐘。6 分鐘時開始檢查蛋糕，巧克力蛋糕邊緣要堅固，中心要軟。
5. 做好巧克力蛋糕時，讓他們在烤架上靜置 5 分鐘冷卻。在小模子邊緣周圍用刀子劃一圈，讓蛋糕脫模，將小模子倒置在甜點盤中，讓蛋糕滑出。放上幾顆覆盆子即可享用。

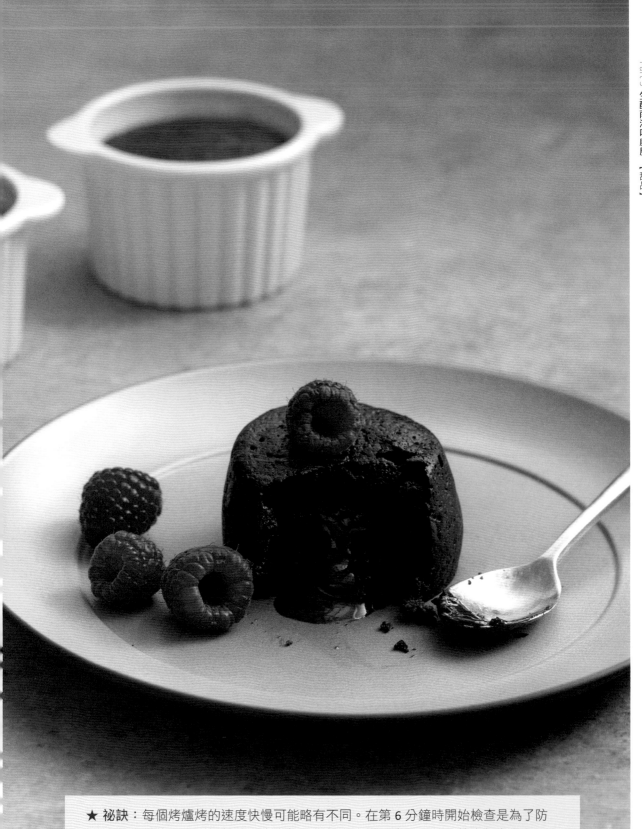

★ **祕訣**：每個烤爐烤的速度快慢可能略有不同。在第 6 分鐘時開始檢查是為了防止過度烘烤。可以提前將巧克力糊準備好在小模子中，置放冰箱中保存最長不要超過 4 小時。在你要上蛋糕之前，再烘烤 8~10 分鐘。

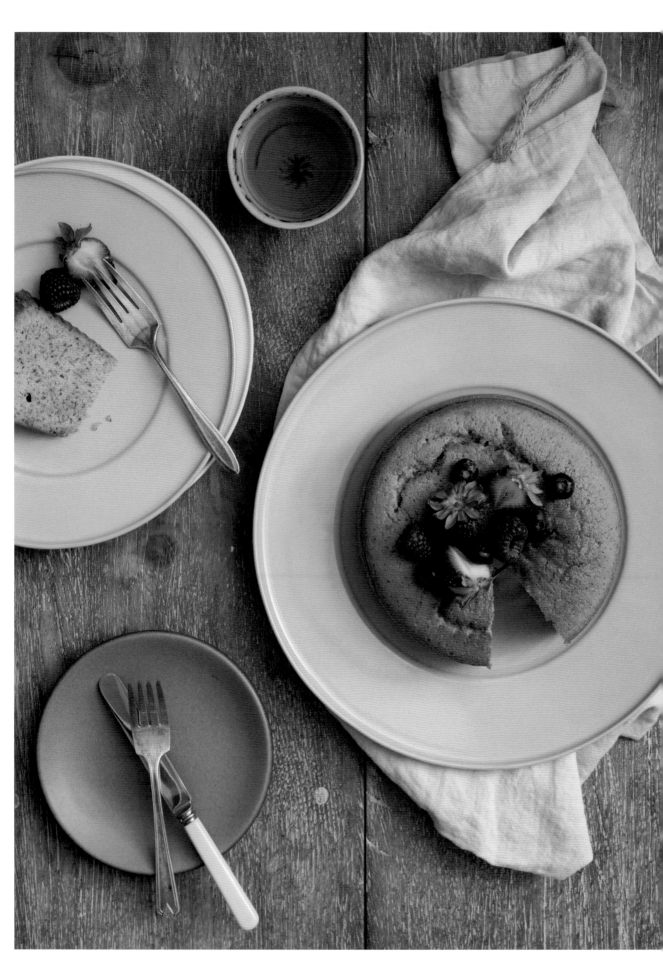

杏仁蛋糕
ALMOND CAKE

很多亞洲國家的人在早餐或下午茶時喜歡吃很甜的烘焙食品。隨著糖尿病和肥胖症之類的健康問題逐漸增多，人們開始嘗試改變飲食習慣，但是蛋糕是一種難以放棄的東西。

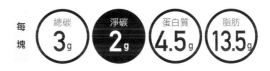

每塊：總碳 3g　淨碳 2g　蛋白質 4.5g　脂肪 13.5g

- 準備時間：**25** 分鐘
- 烘焙時間：**40** 分鐘
- 份　　量：**10** 塊

材料

- 8 湯匙（110 克）奶油，軟化，多加少許用來塗烤盤
- 1/4 杯（50 克）木糖醇
- 1/2 茶匙香草精
- 4 顆雞蛋
- 1/2 杯（50 克）帶皮杏仁粉

- 2 湯匙（10 克）原味乳清蛋白粉
- 2 湯匙（15 克）椰子粉
- 1/2 茶匙泡打粉
- 1/4 茶匙蘇打粉
- 1/2 茶匙鹽

作法

1. 將烤箱預熱至 150°C。在 6 吋圓形烤盤底部墊上烘焙油紙，在烤盤邊緣塗上奶油。

2. 在立式攪拌器中攪拌牛油、木糖醇和香草精，直至顏色變淡，質地鬆軟起來，大約 2 分鐘。每一次只加 1 顆雞蛋攪拌，讓每顆雞蛋融為一體之後，再加入下 1 顆雞蛋。攪拌均勻。

3. 加入杏仁粉、乳清蛋白粉、椰子粉、泡打粉、蘇打粉和鹽，攪拌直至融為一體。

4. 將蛋糊倒入烤盤中。烘焙大約 40 分鐘或直至竹籤插到蛋糕中間之後，拿出來沒有任何沾黏。把蛋糕從烤箱中拿出來，冷卻 10 分鐘。

5. 在烤盤內邊緣周圍用刀子劃一下，讓蛋糕脫模。把蛋糕放到盤子上，切成 10 片。

★ **注意**：我在海拔 6200 英尺烘焙時，烘焙溫度必須比這食譜高出 4°C 或烘焙時間多出 10 分鐘。

莓果
伏特加蘇打
BERRY VODKA SODA

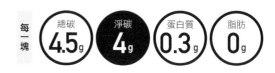

- 製作時間：**5** 分鐘
- 份　　量：**1** 杯

這種雞尾酒在炎熱夏季的晚上很提神，恰好也很低碳。氣泡和莓果中的甜味是完美的組合，在一天的戶外活動之後可以讓你解渴、放鬆。

材料

- 一小把新鮮莓果（1 顆草莓、3 顆藍莓和 1 顆黑莓）
- 30 ml 伏特加（可省略）
- 1/2 杯冰塊
- 3/4 杯氣泡水
- 1 片檸檬
- 1 顆草莓，切成片，用於裝飾
- 1 片薄荷葉，用於裝

作法

1. 將莓果和伏特加放在玻璃杯底部，用木勺子輕輕壓碎。加入冰塊，最後加上蘇打水。
2. 將檸檬汁滴入飲料中，用草莓和薄荷葉做裝飾。

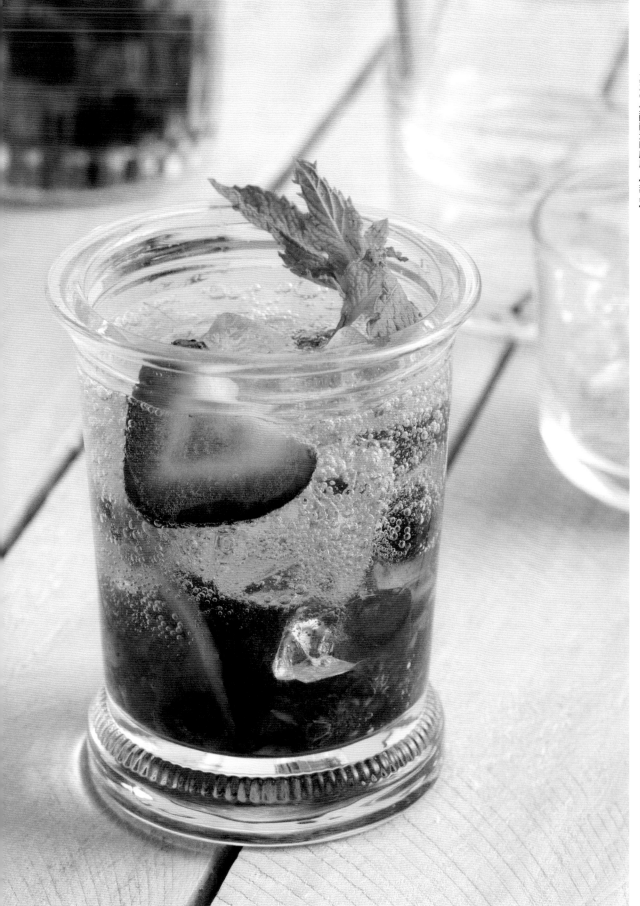

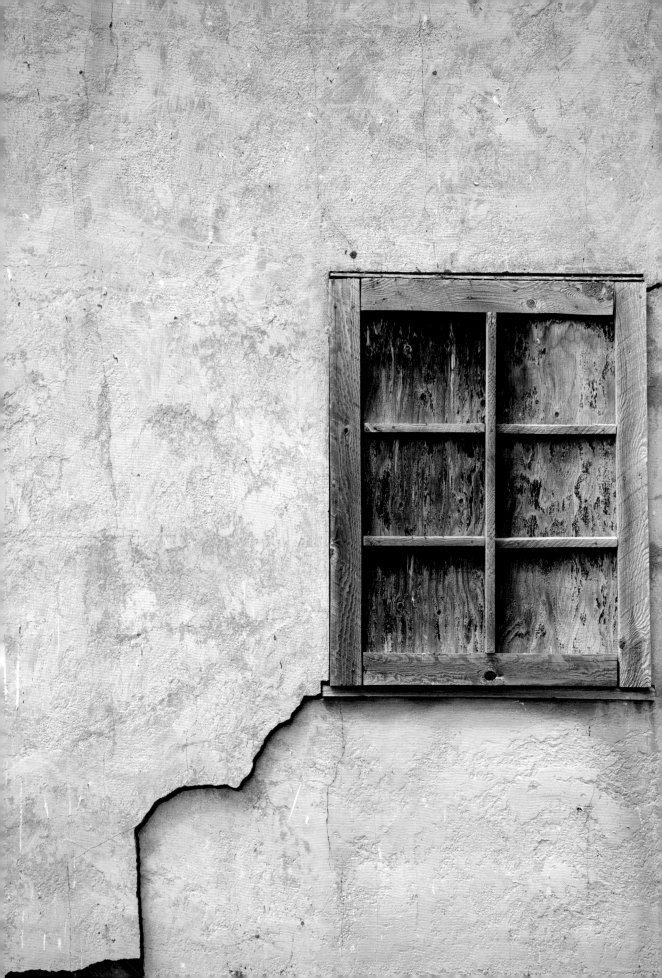

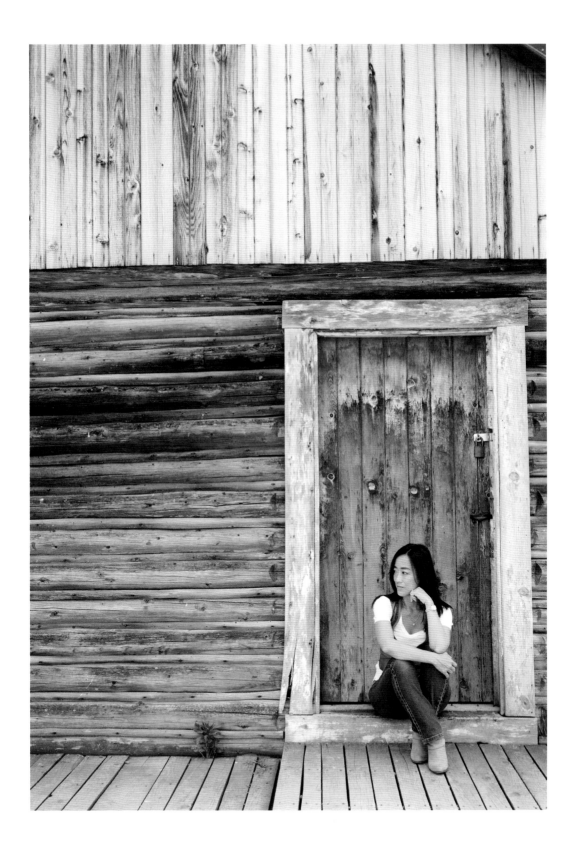

Family 健康飲食 45

生酮南洋味

作　　　者／ 凱莉‧陳‧彼得森（Kelly Tan Peterson）、
丹‧彼得森（Dan Peterson）
企畫選書／ 林小鈴
責任編輯／ 潘玉女

行銷企畫／ 林明慧
行銷經理／ 王維君
業務經理／ 羅越華
總　編　輯／ 林小鈴
發　行　人／ 何飛鵬
出　　　版／ 原水文化
台北市民生東路二段 141 號 8 樓
電話：（02）2500-7008　　傳真：（02）2502-7676
E-mail：H2O@cite.com.tw 部落格：http://citeh2o.pixnet.net/blog/
發　　　行／ 英屬蓋曼群島商家庭傳媒股份有限公司城邦分公司
台北市中山區民生東路二段 141 號 11 樓
書蟲客服服務專線：02-25007718；25007719
24 小時傳真專線：02-25001990；25001991
服務時間：週一至週五上午 09:30 ～ 12:00；下午 13:30 ～ 17:00
讀者服務信箱：service@readingclub.com.tw
劃撥帳號／ 19863813；戶名：書蟲股份有限公司
香港發行／ 城邦（香港）出版集團有限公司
香港灣仔駱克道 193 號東超商業中心 1 樓
電話：(852)2508-6231　　傳真：(852)2578-9337
電郵：hkcite@biznetvigator.com
馬新發行／ 城邦（馬新）出版集團
41, Jalan Radin Anum, Bandar Baru Sri Petaling,
57000 Kuala Lumpur, Malaysia.
電話：(603) 90578822　　傳真：(603) 90576622
電郵：cite@cite.com.my

翻　　　譯／ Kelly Tan Peterson & Grace Leong
美食攝影／ Christine Han
攝　　　影／ Lukas Friedrich
美食造型／ Olivia Mack Anderson
美術設計／ 劉麗雪
製版印刷／ 科億資訊科技有限公司
初　　　版／ 2018 年 10 月 8 日

定　　　價／ 380 元

國家圖書館出版品預行編目 (CIP) 資料

生酮南洋味 / 凱莉 . 陳 . 彼得森 (Kelly Tan
Peterson), 丹 . 彼得森 (Dan Peterson) 合著 . --
初版 . -- 臺北市 : 原水文化出版 : 家庭傳媒城
邦分公司發行 , 2018.10
　　面；　公分 . -- (Family 健康飲食 ; 45)
譯自 : KETO EAST 生酮東方味
ISBN 978-986-96922-0-5(平裝)

1. 健康飲食 2. 食譜

411.3　　　　　　　　　　　　　　107015609

城邦讀書花園
www.cite.com.tw

ISBN: 978-986-96922-0-5